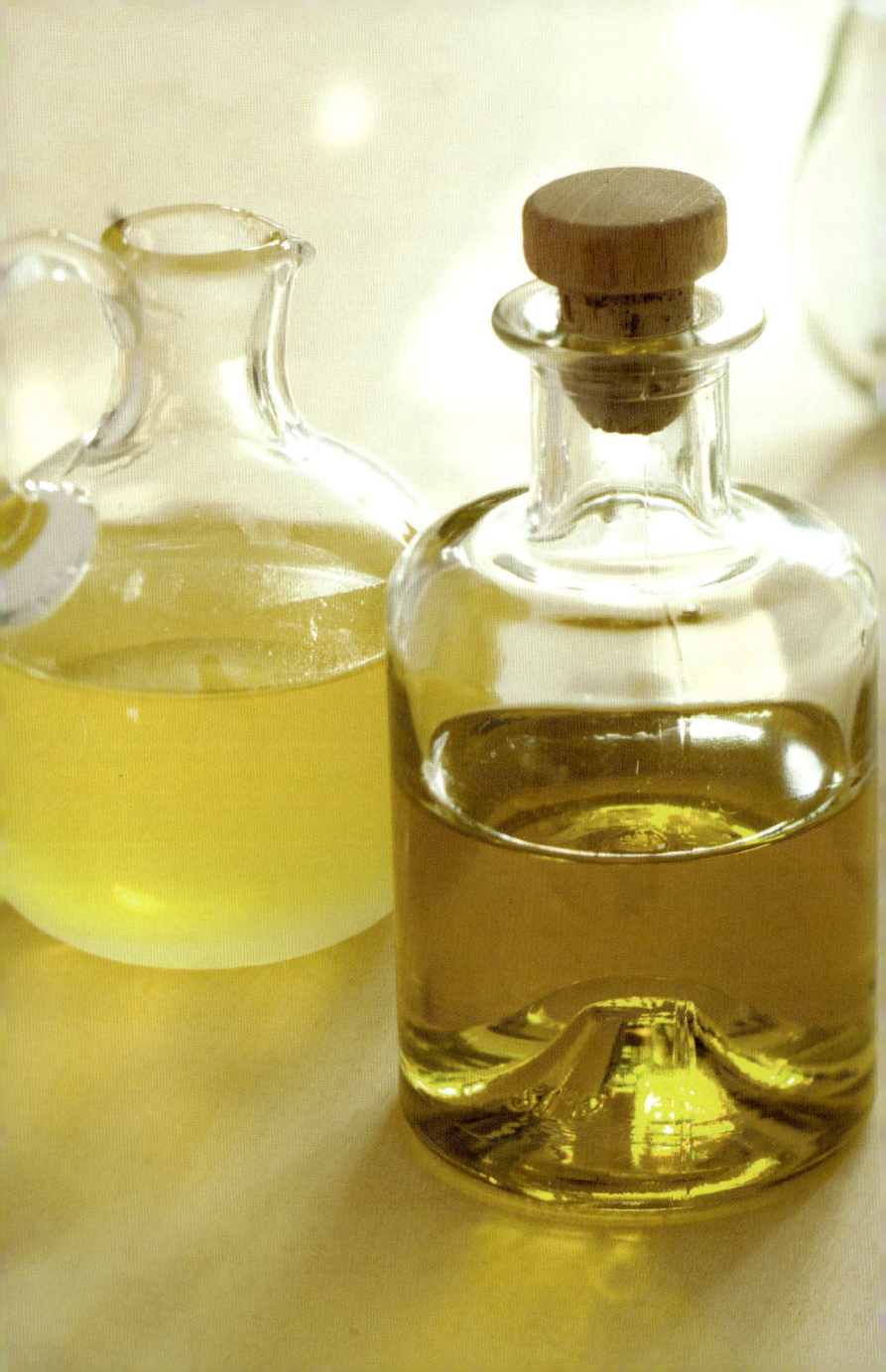

Ölziehen hat eine lange Tradition

Ölziehen kann auf eine sehr lange Geschichte zurückblicken: Es wird bereits seit über einem Jahrtausend praktiziert. Die Methode hat mithin wahrlich eine lange Tradition, was allerdings genau genommen wenig erstaunt. Denn das Wissen darum, dass unser Körper von Schlacken und Giftstoffen regelmäßig entlastet werden sollte, ist keineswegs neu. Daher haben Entschlackungs- und Entgiftungsmaßnahmen seit Anbeginn der Medizingeschichte einen festen Platz im Behandlungskanon der Heilkundigen.

Dieses Buch möchte Sie ins Ölziehen einführen und Ihnen dabei mit Rat und Hilfe zur Seite stehen.

Seit Generationen bewährt

Um gesund zu bleiben, muss unser Körper nicht nur von außen, sondern auch von innen gesäubert werden – wie erwähnt, ist dies keine Erkenntnis der Moderne. Die Ärzte des alten Ägypten haben schon lange vor Beginn unserer Zeitrechnung spezielle Reinigungstherapien verordnet, beispielsweise durch Abführen oder Kräuterzubereitungen zur innerlichen Einnahme.

So ist es wenig verwunderlich, dass auch das Ölziehen so früh mit zum Repertoire der großen Medizintraditionen gehörte. Ölziehen galt als umfassend wirksame Methode zur Reinigung und Entgiftung, daher war es selbstverständlich in der Materia medica jener heilkundlichen Systeme vertreten, auf denen unsere heutige Medizin aufbaut. Dieses Fundament stammt aus Indien, China sowie den Mittelmeerländern. Die Gründerväter der alten gelehrten Medizinsysteme sind *Charaka* und *Sush-*

ruta für den Ayurveda, der *Gelbe Kaiser* für die Traditionelle Chinesische Medizin und die *Hippokratiker* für die Heilkunde der griechischen und römischen Antike.

Die Mutter der Medizin und das Ölziehen

Eine ideale Medizin heilt nicht nur Krankheiten, sondern beugt ihnen wirksam und nachhaltig vor. Darin sind sich alle Medizintraditionen im asiatischen Raum einig. Deshalb stehen regelmäßige Reinigungsbehandlungen zur Gesundheitspflege bis heute fest auf dem Programm, ähnlich wie im Ayurveda, der traditionellen indischen Medizin, in der das Ölziehen zur Vorbeugung wie auch zur Behandlung eine zentrale Stellung innehat.

Die Wurzeln des Ayurveda reichen bis in das dritte Jahrtausend vor Christus zurück. Der Name setzt sich zusammen aus *ayus*, leben, und *veda*, Wissen. Daraus ergibt sich *Wissen vom Leben*, was exakt den Prinzipien der traditionellen indischen Medizin entspricht: Nämlich medizinische Lehre und Lebenskunst in einem zu sein. Denn die Konzepte des Ayurveda erfassen alle Aspekte des täglichen Lebens – demgemäß finden sie an gesunden wie kranken Tagen gleichermaßen Anwendung.

Ayurveda bildet die Basis vieler Heilsysteme außerhalb Indiens, auch der Traditionellen Chinesischen Medizin. Unsere abendländische Medizin wurde ebenfalls ganz entscheidend vom ayurvedischen Wissensgut beeinflusst: So ist von den Ärzten der Hippokratischen Schule überliefert, dass sie in enger Anlehnung an die ayurvedische Lehre behandelten. Nicht umsonst wird Ayurveda die *Mutter der Medizin* genannt. Diese hat bis heute nichts an Aktualität verloren. Nachdem die traditionelle Medizin des Subkontinents im Zuge der britischen Kolonialherrschaft lange Zeit unterdrückt worden war, ist sie heute wieder fester Bestandteil des indischen Gesundheitswesens. Mit dem wachsenden Interesse an natürlichen Heilmethoden bekam die *Mutter der Medizin* schließlich auch in unserem Kulturkreis mehr und mehr Bedeutung. Dabei werden viele der ayurvedischen Therapien inzwischen auch nach heutigen naturwissenschaftlichen Kriterien überprüft. Die Ergebnisse belegen, dass Ayurveda ein enormes Potenzial in sich birgt. Als moderne Ganzheitsmedizin ist er beispielsweise bei einer Reihe von Erkrankungen erfolgreich, bei deren Behandlung unserer westlichen Medizin bislang Grenzen gesetzt sind.

Dr. Fedor Karach

Möchte man mehr übers Ölziehen wissen und begibt sich zu diesem Zweck ins *World Wide Web*, begegnet man immer wieder einem Namen, nämlich *Dr. Fedor Karach*, ein Arzt aus der Ukraine. Er soll zahlreichen Quellen zufolge Ende der 1980er-Jahre auf einer Tagung des *Allukrainischen Verbandes der Onkologen und Bakteriologen* vor der Akademie der Wissenschaften der UDSSR einen Vortrag über das Ölziehen gehalten haben: „Eine von vielen Möglichkeiten, einem kranken oder nicht mehr so gesunden Körper Hilfestellung zu geben", so der Titel seines Referates.
Die Resonanz darauf war überwältigend. Selbstverständlich fanden sich auch Kritiker, dennoch verhallte die Botschaft nicht ungehört. Bald kam auch im Westen diese Methode zur Gesundheitspflege an und fand immer mehr Anhänger. Dennoch: Der Ursprung des so lang bewährten Verfahrens liegt nicht in der russischen oder ukrainischen Volksmedizin. Ölziehen hat in diesen Ländern zwar ebenfalls eine jahrhundertealte Tradition, wurde jedoch von Indien und China übernommen. Insofern hat *Dr. Karach* mit seinem Vortrag einigen wieder ins Gedächtnis gerufen, was zwar schon lang bekannt, aber möglicherweise nicht mehr so geläufig war.

Fünf Elemente und drei Typen

Ayurveda basiert auf der Grundannahme, dass die gesamte Natur aus fünf Elementen – Äther, Luft, Feuer, Wasser und Erde – besteht. Angesichts dessen steht nach Auffassung der traditionellen Medizin Indiens auch alles in einer Wechselbeziehung miteinander. Demzufolge beschränkt sich die ayurvedische Diagnostik auch nicht nur auf die Untersuchung des Körpers, sondern schließt stets die psychische Verfassung, den Lebensstil und Beruf, die Ernährung und das klimatische Umfeld des Betreffenden mit ein.

Die zweite Säule, auf der das ayurvedische Konzept ruht, ist die Lehre von den drei Dosha *Vata*, *Pitta* und *Kapha*. Der Sanskrit-Begriff *Dosha* lässt sich übersetzen mit „Stütze", was auch schon die Funktion verdeutlicht: Dosha können als biologische Prinzipien oder Bioenergien verstanden werden, die sämtliche Vorgänge im Organismus unterstützen und steuern. Da die Dosha von Geburt an bei jedem Menschen in einem individuellen Verhältnis angelegt sind, geht man im Ayurveda von unterschiedlichen Konstitutions-Typen aus. Diese ermöglichen Aussagen über die individuellen gesundheitlichen Schwächen und Stärken.

Fünf Handlungen zur Pflege der Gesundheit

Alle Behandlungen im Ayurveda zielen darauf ab, die Balance der eben genannten Stützen, der Dosha, zu erhalten oder wiederherzustellen. Dies geschieht zum einen durch pflanzliche Heilmittel. Die Phytotherapie spielt eine Schlüsselrolle im ayurvedischen Behandlungskanon. Die ayurvedischen Pflanzenheilmittel werden nach jahrhundertealten überlieferten Rezepten in traditionellen Verfahren hergestellt. Zum anderen sorgen Reinigungstherapien dafür, dass der Mensch gesund bleibt oder geheilt wird. Die größte Bedeutung haben dabei die Behandlungen des *Panchakarma*, zu Deutsch „fünf Handlungen". Diese mittlerweile auch in Europa etablier-

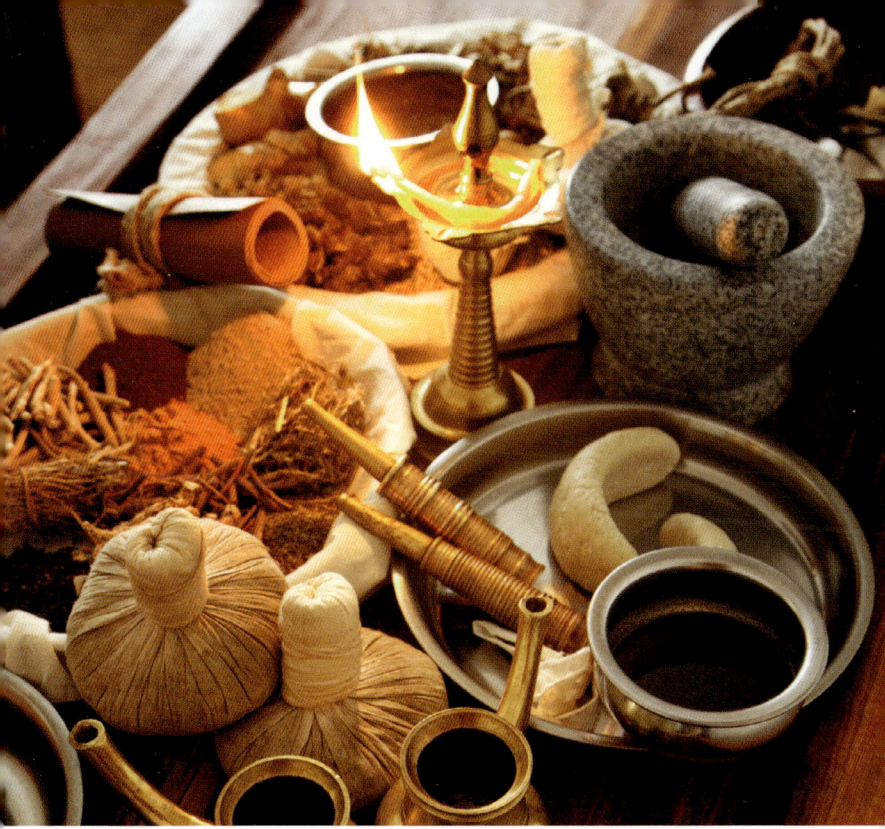

In der ayurvedischen Heilkunde spielen Kräuter und Öle eine wichtige Rolle in der spezifischen Behandlung.

ten und anerkannten Maßnahmen bestehen aus einem fein aufeinander abgestimmten System von Reinigungsbehandlungen und Ölmassagen. Eine davon ist die *Gandusha*, das ayurvedische Ölziehen.

Wie der Name schon sagt, gliedert sich Panchakarma in fünf Zyklen – jeweils unterteilt in Vorbereitungs- und Ausleitungsphase. Im Zuge der Anwendungen des Panchakarma werden Stoffwechselschlacken und Giftstoffe in den Geweben und Organen zunächst mobilisiert. Anschließend können sie vom Körper ausgeschieden oder abgebaut werden. Dieses „Großreinemachen" wirkt sich auf allen Ebenen – körperlich, geistig und seelisch – enorm positiv aus. So erhöht sich durch die intensive Entschlackung und Ausleitung schädlicher Rückstände und Schlackenstoffe die Aktivität des Immunsystems. Zudem werden Nerven- und Hormonsystem wieder ausgeglichen. Weiterhin verbessert Panchakarma Kreislauf und Durchblutung und stärkt die Funktionen der Organe. Das sind nur einige der Gründe, weshalb sich diese Behandlungen schon so lange und so gut in der Vorbeugung und Behandlung zahlreicher Erkrankungen bewähren. Warum Therapien zur Entschlackung und Reinigung wie die des Panchakarma und das Ölziehen so gute Wirkungen auf die Gesundheit haben, wird auf den Seiten 19ff. näher ausgeführt.

Die Gandusha

Im Ayurveda wird für das Ölziehen in der Regel erwärmtes Sesamöl oder Ghee, gekochtes Butterschmalz, verwendet. Ayurvedisches Ölziehen unterscheidet sich im Grunde nicht vom Ölziehen, wie wir es hierzulande kennen. Allerdings rät die traditionelle indische Medizin zu einigen Vorbereitungsmaßnahmen. Vor der Gandusha sollte man etwas von dem Sesamöl oder Ghee auf die Handflächen geben und sanft auf Wangen, Nacken und Hals einreiben. Anschließend tränkt man ein kleines Handtuch mit warmem Wasser und nimmt damit das Öl oder Ghee wieder von der Haut ab. Dies bereitet den Organismus auf die Gandusha vor, die so ihre Wirkung voll entfalten kann.

Die Dauer des ayurvedischen Ölziehens kann individuell sehr unterschiedlich sein. Denn als Zeichen dafür, dass es seine Wirkung getan hat, gilt das Tränen der Augen und das leichte Laufen der Nase – das ist beim einen früher und beim anderen später der Fall.

Schlürfen für die Gesundheit

Das Ölschlürfen, wie das Ölziehen auch genannt wird, wird seit langer Zeit auch jenseits der Grenzen Indiens praktiziert. So unter anderem in Tibet, dem Dach der Welt. Auch im Reich der Mitte, um bei den Metaphern zu bleiben, ist diese Behandlung bereits seit vielen Jahrhunderten bekannt und in Gebrauch. Die Traditionelle Chinesische Medizin (TCM) setzt das Ölziehen bis heute – ähnlich wie im Ayurveda – zur Vorbeugung wie zur Behandlung ein.

Die ölige Gesundheitspflege fand auch in die russische Volksmedizin Eingang, vor allem in Weißrussland sowie der Ukraine war und ist sie sehr geschätzt. Was ganz typisch für die Heiltradition in diesen Regionen ist: Gerade in den endlosen Weiten Russlands waren die Menschen seit jeher darauf angewiesen, sich mit einfachen Mitteln zu helfen. Zugang zu Ärzten und Apotheken hatten nur wenige. Darüber hinaus war dieser „Luxus" ohnehin nur für die Oberschicht erschwinglich. So machte man sich auf die Suche nach anderen Heilmethoden und -mitteln, wobei man darauf achtete, dass diese für jeden leicht zugänglich und erschwinglich waren. Fündig wurden die russischen Heilkundigen wie auch die medizinischen Laien im Volk vor allem in der Natur: im Reich der Flora, der Bienenzucht und der Landwirtschaft wie auch im Erdreich. Daneben nutzte man auch Wasser und Steine sowie Sonne und Luft als „Medizin". Der Großteil der russischen Volksheilmittel stammt jedoch aus den Küchen. Auf der Basis dessen ist es naheliegend, dass Speiseöle zur Gesundheitspflege herangezogen wurden. Zum Ölziehen steht in der russischen Volksmedizin bis heute das Sonnenblumenöl ganz oben auf der Liste. Doch auch andere Öle eignen sich gut dazu. Mehr dazu lesen Sie ab Seite 40ff.

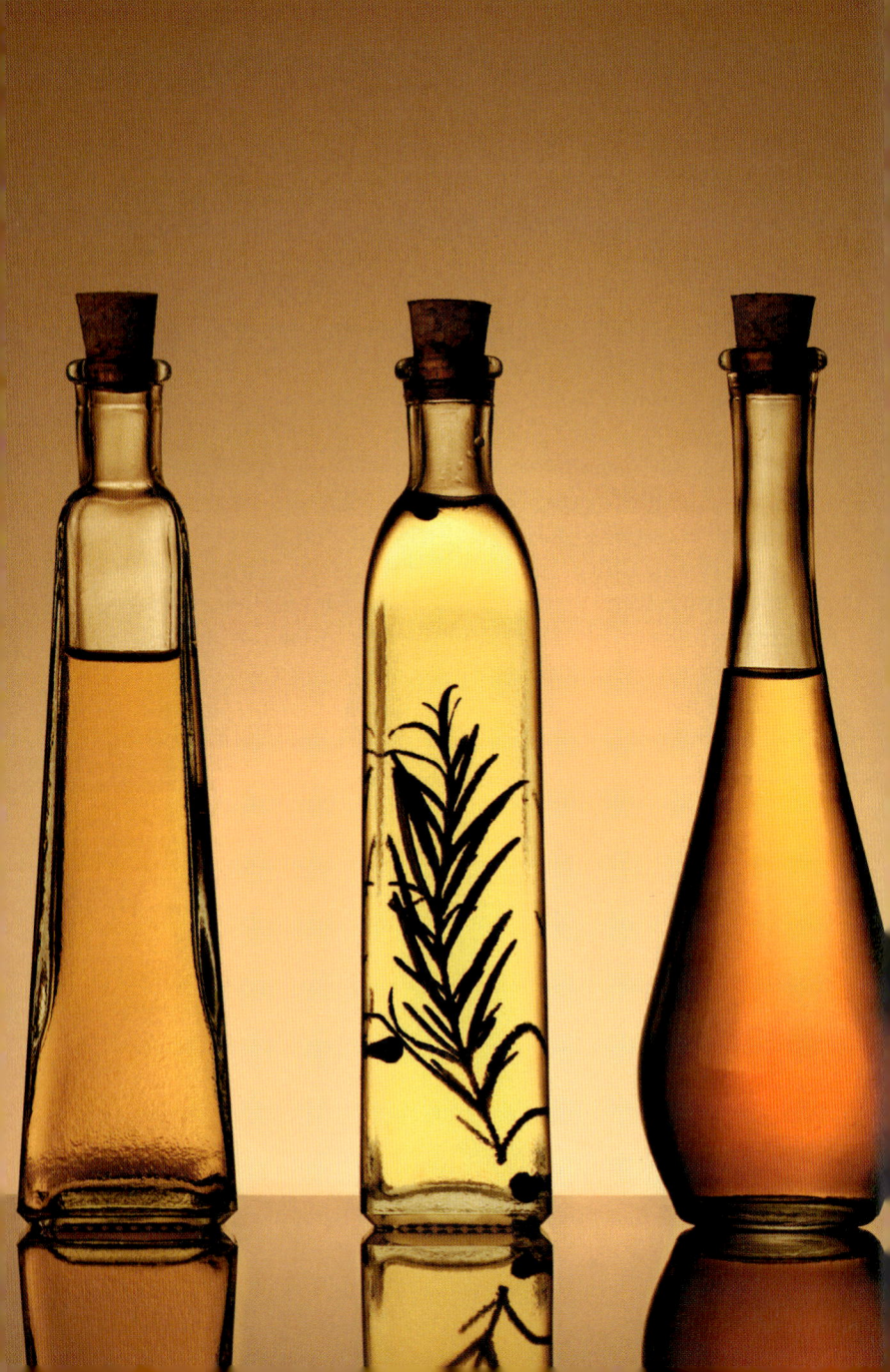

Rundum wirksam

Dass Ölziehen auf eine so lange Erfolgsgeschichte verweisen kann, hat viele gute Gründe. Ölziehen entfaltet seine gesundheitsfördernden Wirkungen überall im Körper, aber auch im geistigen und seelischen Bereich. Das ist angesichts der Einfachheit des Ölziehens sehr beachtlich.

Warum und wie diese einfache Methode so umfassende Effekte entfalten kann und was sie im Einzelnen vermag, wird im folgenden Abschnitt des Buches gezeigt. Zuvor sollen Sie jedoch erfahren, weshalb Entgiftung und Entschlackung so wichtig für die Erhaltung bzw. Wiederherstellung der Gesundheit sind.

Regelmäßig entrümpeln stärkt die Gesundheit

Auch wenn keine Giftschlange zugebissen hat und sich keine Prise Arsen im Mittagessen befand, ist das körpereigene Entgiftungssystem dennoch häufig überfordert. Um es zu entlasten, sollte es bei seinen täglichen „Aufräumarbeiten" regelmäßige Unterstützung erhalten. Zu viele ungesunde Nahrungsmittel, zu viel Alkohol, Stress und vor allem auch viele Umweltgifte fordern irgendwann ihren Tribut. Sehr viele Erkrankungen gehen auf das Konto von über Jahre hinweg im Körper angesammelten Giftstoffen und Schlacken.

Die Putzkolonnen des Körpers

Die zentrale Entgiftungsstation des Körpers ist die Leber. Sie baut Blutalkohol und Stoffwechselprodukte, Medikamentenreste und andere Schadstoffe ab und macht Krankheitserreger und Gifte unschädlich. Alles, was der Körper nicht benötigt oder was ihm schaden könnte, wird von der Leber neutralisiert und über den Verdauungstrakt, die Haut sowie die Atmung entfernt.

Mit von der Partie beim permanenten Reinemachen sind die Nieren. Sie produzieren den Urin und filtern alles aus ihm heraus, was noch wichtig für unseren Körper ist und deshalb nicht in der „Kanalisation" landen soll.

Leber und Nieren sind jedoch nicht die einzigen Organe, die in unserem Inneren für Ordnung sorgen und uns auf diese Weise gesund halten. Dazu tragen auch der Stoffwechsel sowie das Lymphsystem bei. Das komplexe Räderwerk des Stoffwechsels sorgt zum einen für die Aufnahme und Nutzung von Nährstoffen bei der Verdauung. Aus ihnen produziert unser Körper die Energie, die uns am Leben hält. Zum anderen und nicht minder bedeutsam ist der Stoffwechsel für die Ausscheidung von Gift- und Schadstoffen. Schließlich ist – wie schon erwähnt – auch das Lymphsystem am körpereigenen Reinigungsdienst beteiligt. Denn das fein verzweigte Netzwerk, das unseren gesamten Körper durchzieht, ist ein vielseitig tätiges Transportunternehmen – neben dem Blutkreislauf ist es das zweite wichtige Beförderungssystem. So hilft die Lymphflüssigkeit mit, alle Zellen des Körpers mit Nährstoffen zu versorgen. Noch engagierter ist das Lymphsystem allerdings bei den Aufräumarbeiten: Über die zahllosen Lymphgefäße werden Endprodukte des Stoffwechsels, Gift- und Schadstoffe sowie Krankheitserreger aus unserem Körper entfernt.

Die Leistungsfähigkeit unserer körpereigenen Putzkolonnen ist jedoch nicht unerschöpflich. Das ist ein großes Problem: Was Leber, Nieren & Co. nicht mehr entsorgen können, bleibt zwangsläufig im Körper. Und das hat leider oft negative Konsequenzen.

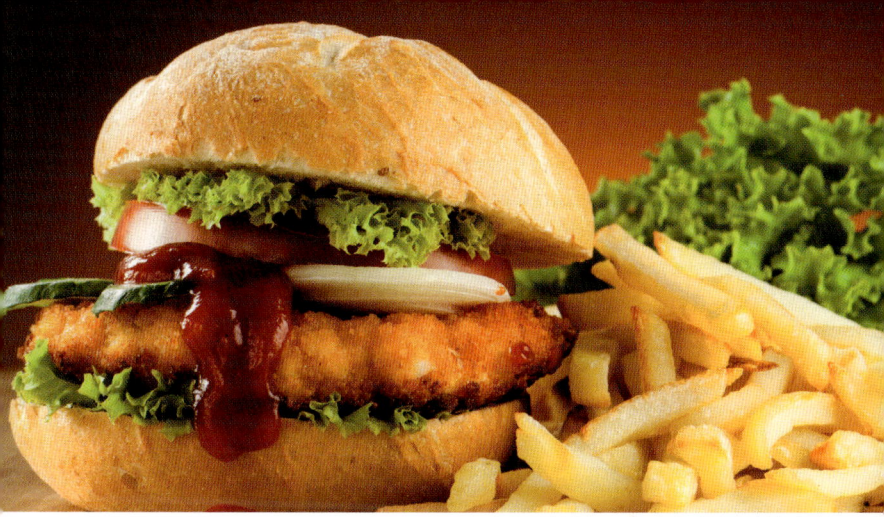

Fast Food sollte so weit als möglich gemieden werden, da die Kombination von ungünstigen Fetten und Kohlenhydraten den Organismus stark belastet.

Mülldepot im Körper

Unser Körper muss keineswegs nur die Nährstoffe aus dem täglichen Essen verarbeiten. Er hat noch weit mehr zu verdauen: Nahrungsmittelzusatzstoffe, wie etwa Konservierungsmittel, Schwermetalle und Hormone aus der Umwelt und leider auch in Lebensmitteln, bei vielen darüber hinaus Nikotin und Alkohol. Dazu addieren sich Medikamente, eine Unmenge an Säuren sowie zunehmend mehr Umweltschadstoffe. Auch im regen Getriebe des Stoffwechsels sammelt sich so einiges an, was auf Dauer nichts im Körper zu suchen hat.

All das muss die körpereigene Müllabfuhr entsorgen, und zwar rund um die Uhr. Nimmt ihr Arbeitspensum jedoch überhand, kann sie ihren Aufgaben nicht mehr voll gerecht werden. Dann kommt es zu Engpässen in der Verstoffwechselung und Ausscheidung. Dieses Problem löst der Körper erst einmal, indem er alles Überflüssige wegpackt, vorzugsweise dahin, wo es nicht umgehend Schaden anrichten kann: in das Bindegewebe und in die Fettzellen, später auch in Sehnen, Muskeln und Gelenke. Das Wichtigste ist schließlich, die Organe vor Schaden zu schützen. Und so nutzt der Körper weniger fragile Depots für seinen Abfall.

Dieser muss allerdings entschärft werden. Das erledigt der Körper, indem er die Abfall- und Giftstoffe mit basischen Mineralstoffen und Spurenelementen neutralisiert. Auf diese Weise entstehen aus dem, was sich in den Lagerstätten angesammelt hat, die so genannten Schlacken. Sie schlummern im Körper vor sich hin. Jedoch keineswegs friedlich: Werden die Schlacken nicht regelmäßig entsorgt, entwickelt sich der Körper nach und nach zu einer Mülldeponie. Um das zu verhindern, kümmern sich Darm, Haut, Nieren, Leber sowie Atmung um Entgiftung und Ausscheidung des Abfalls.

Haben nun Leber, Nieren, Darm, Haut und Atmung zu viel zu tun, werden ihre Kapazitäten überschritten. Erschwerend kommt hinzu, dass die Aufräumtruppen mit zunehmendem Alter weniger effizient arbeiten. So kann sich immer mehr Müll im Körper anlagern. Auf das Konto einer Überlastung des Körpers mit Stoffwechselschlacken und Giftstoffen gehen zahlreiche gesundheitliche Störungen und Beschwerden: unter anderem Nahrungsmittelunverträglichkeiten, chronische Müdigkeit, ein geschwächtes Immunsystem, Verdauungsstörungen sowie nachlassende geistige Leistungsfähigkeit und vieles mehr.

Beeinträchtigende Altlasten

Mülldeponien bergen einiges an Gefahren. Davor warnen Umweltschützer, das wurde uns immer wieder erschreckend vor Augen geführt. In unserem Körper ist das leider nicht anders. Auch für ihn sind die Abfalldepots in Bindegeweben, Fettzellen oder Gelenken ein enormes Risiko.

Beginnen wir im Darm, der *Wurzel der Gesundheit*, der durch Körpermüll besonders belastet wird. In seinen vielen Vertiefungen und Windungen lagern sich reichlich Schlacken ab. Die Darmzotten, die die Aufgabe haben, Nährstoffe aus dem Nahrungsbrei aufzunehmen, werden dadurch in ihrer Arbeit behindert. Das kann auf Dauer zu Engpässen in der Versorgung mit Vitaminen, Mineralstoffen und Spurenelementen führen. Darüber hinaus stellen die abgelagerten Abfallstoffe einen fatalen Nährboden für krankmachende Keime und Pilze dar. Diese gedeihen, zunächst noch unbemerkt vor sich hin. Nach und nach untergraben sie aber unsere Gesundheit und Vitalität.

„Wurzel der Gesundheit"

…nannte der österreichische Arzt *Franz Xaver Mayr* (1875–1965) den Darm. Mayr wurde vor allem durch die von ihm entwickelte *Franz-Xaver-Mayr-Kur* bekannt. Dass ein gesunder Darm und infolgedessen eine gute Verdauung Voraussetzung für unser Wohlbefinden sind, ist seit dem Altertum bekannt. So stellten bereits die antiken griechischen Ärzte fest, dass „alles Übel im Darm wohnt".

Im Darm finden krankmachende Stoffe ausreichend Platz: Stattliche sieben Meter misst dieses wichtige Organ. Könnten wir die zahllosen Ausstülpungen und Zotten seiner Schleimhaut ausbreiten, ließe sich damit ein halbes Fußballfeld bedecken. Angesichts solcher Dimensionen kann man sich gut vorstellen, wie wichtig die Prozesse sind, die hier ablaufen. Prozesse, die keineswegs nur im Dienste des Sattwerdens, sondern generell zur Erhaltung der Gesundheit stattfinden. Unter anderem ist unser Darm ein wichtiger Mitstreiter des Immunsystems: Die Schleimhaut, die den gesamten Verdauungstrakt auskleidet, trägt entscheidend zur Abwehr von Krankheiten bei.

Auswirkungen auf das Immunsystem

Auch das Immunsystem leidet unter einem Übermaß an Körpermüll, weil das Lymphsystem, das auch – wie bereits dargestellt – für die Abfallentsorgung zuständig ist, nicht mehr nachkommt. Da dieses Transportsystem nun auch ein entscheidender Bestandteil unseres „Verteidigungsministeriums" ist, wird die Schlagkraft der körpereigenen Abwehrtruppen entscheidend geschwächt. Die Folgen sind ebenso prekär wie bei einem übermäßig verschlackten Darm, und sie beeinträchtigen gleichfalls den gesamten Organismus.

Was Schlacken en gros in Muskeln und Gelenken anrichten können, zeigt sich unter anderem an Arthrose und hartnäckigen Muskelverspannungen. Sie sind keineswegs allein einer Abnutzung oder Überbelastung geschuldet. Auch die Überbesetzung in den Mülldepots trägt entscheidend dazu bei, dass zum Beispiel die Gelenke schmerzen und die Muskeln spannen.

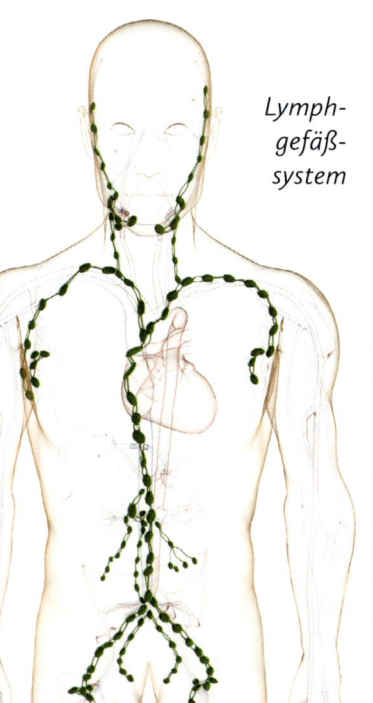

Lymphgefäßsystem

Nicht zuletzt sorgen die Schlackenablagerungen im Bindegewebe für Unbill. Cellulite mit ihren gefürchteten – allseits bekannten – Begleitern ist eine der Folgen, wenn das Bindegewebe mit Schlacken „zugemüllt" ist. Eine weitere Folge ist die Beeinträchtigung der Weiterleitung von Informationen von Nervenzelle zu Nervenzelle.

Wir sollten mithin alle Möglichkeiten nutzen, unserem Körper krankmachenden Müll zu entziehen. Eine der wirksamsten Methoden, die uns dabei zur Verfügung steht, ist das Ölziehen.

Gesund auf allen Ebenen

Ölziehen wirkt sich vielfältig sowohl auf die körperliche, geistige wie seelische Gesundheit aus. Worauf beruhen diese positiven Effekte?

Effizientes Zusammenspiel

Die endgültige wissenschaftliche Klärung dessen, was genau hinter der umfassend entgiftenden und reinigenden Wirkung des Ölziehens steckt, steht bislang noch aus, d. h. es gibt keine Studien und Untersuchungen nach den Kriterien moderner Forschung, die den Effekt des Verfahrens erklären könnten.

Indessen steht fest, dass beim Ölziehen mehrere Faktoren zusammenspielen: Ebenso wie diese Behandlung auf allen Ebenen ihre gesundheitsfördernden Hebel ansetzt, ist auch ihre Wirkung nicht auf einen einzigen Aspekt zurückzuführen. Vielmehr tragen mehrere Faktoren zu der umfassenden Wirkung dieser Behandlungsmethode bei, wie dies bei Naturheilmitteln, besonders bei Heilpflanzen, der Fall ist. Dieser multifaktorielle Wirkmechanismus, wie die Wissenschaft dies nennt, sei im Folgenden dargestellt.

Die Wirkung im Mund

Der Mund stellt den „Ort des Geschehens" dar, und zwar in zweifacher Hinsicht. Zum einen erfolgt das Ölziehen, wie bereits erwähnt, im Mundraum, zum anderen spielt die Mundschleimhaut eine wichtige Rolle für die Entschlackung. Generell hat sie die Aufgabe, die Nahrung mit dem Schleim aus den Drüsen zu befeuchten. Zudem gibt sie Enzyme ab, die für den ersten Schritt auf dem Weg der Verdauung zuständig sind. Die Mundschleimhaut macht aber noch etwas anderes, entscheidend Wichtiges: Sie sondert über ihre Drüsen auch Schlacken sowie Schad- und Giftstoffe ab. Diese gelangen entweder über Blut und Lymphe aus dem Körper oder über die Atemluft in den Mundraum.

Wie bedeutsam die Mundschleimhaut für die Entgiftung und Reinigung ist, zeigt sich auch beim Fasten. Im Zuge des Verzichts auf Nahrung werden Gift- und Abfallstoffe aus den Geweben und Fettzellen freigesetzt. Was damit auf Fahrt geht, sammelt sich auch auf der Zunge an: gut sichtbar als mitunter richtig dicke, schleimige Ablagerung. Sie lässt sich abschaben, was eine wichtige Maßnahme zur Gesundheitspflege darstellt. Mehr dazu auf S. 69. Der Zungenbelag ist ein untrügliches Zeichen für die Aktivität der Mundschleimhaut bei der körpereigenen „Müllabfuhr". Denn auch unsere Zunge ist mit Schleimhaut überzogen.

Öl zieht Schädliches aus dem Körper

Der Begriff „Ölziehen" trifft in zweierlei Hinsicht zu: Zum einen wird das Öl bei dieser Behandlung zwischen den Zähnen und im gesamten Mundraum hin- und hergezogen. Zum anderen zieht das Öl dabei – ganz praktisch, im tatsächlichen physikalischen Sinn – Schlacken, Gift- und Abfallstoffe aus dem Körper. Denn Öl besitzt die Fähigkeit, Stoffe – nicht nur schädliche – an sich zu binden. Das gilt besonders für fettlösliche Substanzen. Doch auch Wasserlösliches nimmt das Öl mit sich. Das liegt daran, dass es durch das Hin- und Herbewegen im Mund emulgiert. Dabei lagert es winzige Wassertröpfchen ein, und es entsteht dabei ein Öl-Wasser-Gemisch, eine so genannte Emulsion. Dank dieser transportiert das Ölziehen auch wasserlöslichen Unrat aus unserem Körper ab.

Alles, was die Mundschleimhaut über ihre Drüsen absondert, wird also vom Öl aufgenommen und so endgültig entfernt. Nicht umsonst wird auch empfohlen, das Ölziehen gleich morgens nach dem Aufstehen durchzuführen. Denn über Nacht gelangt der Körpermüll in konzentrierter Form zur Mundhöhle, da in dieser Zeit die Ausscheidungsarbeiten auf Hochtouren laufen.

Tiefgehende Sogwirkung

Mit dem Öl, das durch den Mundraum gezogen wird, befreien Sie sich aber keineswegs nur von dem, was sich gerade aktuell in Ihrer Mundschleimhaut tummelt. Durch das intensive Bewegen des Öls im Mund werden die Drüsen in der Mundschleimhaut erheblich besser durchblutet, ihre Aktivität wird deutlich angeregt. Auf diese Weise können noch mehr schädliche Stoffe aus dem Körper befördert werden. Das Ölziehen setzt also eine Art Sogwirkung in Gang, dank derer auch tiefer gelagerte Schad- und Giftstoffe in den Mundraum gelangen und dann ausgeschieden werden. Die Reinigungswirkung wird somit deutlich erhöht.

Ganz nebenbei leistet die Anregung der Speicheldrüsen in der Mundschleimhaut dem Immunsystem tatkräftige Unterstützung. Im Speichel sind nämlich Eiweißkörper enthalten, die für die Abwehr von Krankheitserregern notwendig sind.

Das Mikroskop bringt es ans Licht

Wie effektiv alles Schädliche und Überflüssige mit dem Ölziehen entfernt wird, zeigt der Blick durchs Mikroskop: Nimmt man die Flüssigkeit, die ausgespuckt wurde, unter die Lupe, zeigen sich darin beachtliche Mengen an Schadstoffen, Bakterien und anderen Krankheitserregern. Wie wissenschaftlich belegt werden konnte, wirkt Ölziehen zum Beispiel gegen das Bakterium Streptococcus mutans, das für die Entstehung von Karies verantwortlich ist. In dem Öl, das zum Ziehen verwendet wurde, konnte eine große Anzahl Karies-Erreger nachgewiesen werden.

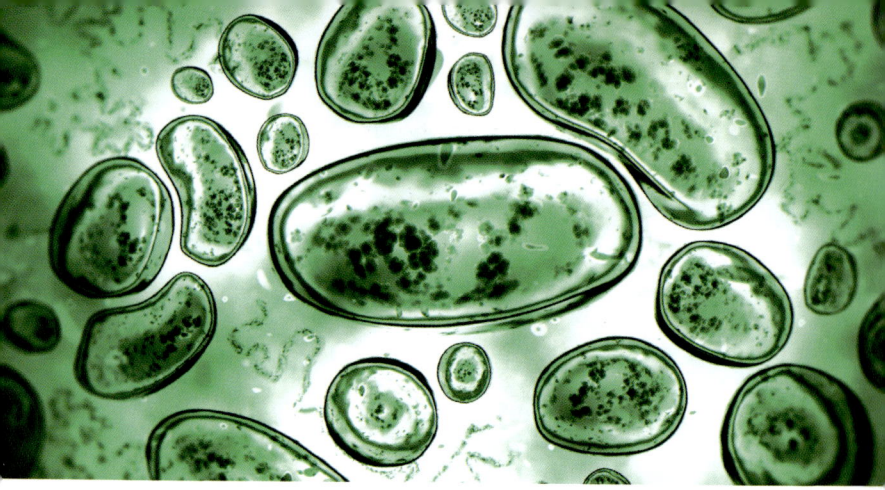

Bakterien unter dem Elektronenmikroskop in stark vergrößerter Form; Bakterien sind Lebewesen und kommen in ganz unterschiedlichen Formen vor.

Dazu gehören unter anderem das Immunglobulin-A, das sich an alle Arten krankmachender Keime heftet, und Lysozyme, welche die Wand von Bakterien auflösen und sie auf diese Weise unschädlich machen. Je mehr von diesen und anderen Schutztruppen mit dem Speichel im Mund unterwegs sind, desto besser sind wir gegen Krankmacher gewappnet.

Freisetzung von Enzymen

Ein weiterer Weg, den das Ölziehen für seine außergewöhnlichen Wirkungen beschreitet, zieht quer durch den Körper. Denn die intensiven Mundspülungen mit Öl haben nämlich auch eine Fernwirkung auf andere Bereiche des Körpers: Die Anregung der Drüsen in der Mundschleimhaut setzt Enzyme frei, welche die Funktionen der Organe und Gewebe im Körper direkt aktivieren. Damit wird auch deren Entgiftungsarbeit intensiviert. Der Mund kann also mit dem Ölziehen ein wirksames Signal zur Altlastenentsorgung an alle anderen Bereiche des Körpers senden. Dies leitet zu einem weiteren Aspekt über, der ebenso zur Wirkung der Ölzieh-Kur beiträgt, nämlich der engen Beziehung zwischen den einzelnen Körperbereichen sowie zwischen den Organen und dem Mundraum.

Allianz zwischen Körper und Zähnen

Dass unsere Zähne mit bestimmten Organen und Körperteilen in direkter Verbindung stehen, ist bekannt. Die ganzheitliche Zahnheilkunde nutzt diesen Umstand, indem sie über die Zähne und deren Zustand die entsprechend zugeordneten Körperbereiche therapeutisch beeinflusst. Dass diese Allianz zwischen Körper und Zähnen keineswegs abwegig ist, zeigt sich bereits darin, dass das Nerven- und Blutgefäßsystem der Zähne direkt mit dem des Körpers verbunden ist. In jeden einzelnen Zahn treten über seinen dünnen Wurzelkanal Nerven und Blutgefäße aus dem Kieferbereich ein. Das Wissen um die Beziehungen zwischen Körper und Mund-

Die Entsprechungen der Funktionsbereiche im Mund

- **Blase:** obere und untere Schneidezähne
- **Dickdarm:** obere und untere erste Mahlzähne
- **Dünndarm:** Weisheitszähne
- **Gallenblase:** obere und untere Eckzähne sowie die Zungenseiten
- **Herz:** Zunge, besonders deren Spitze
- **Leber:** beide Seiten der Zunge

- **Lunge:** obere und untere zweite Mahlzähne, Zungenspitze und der Bereich der Kehle
- **Magen:** obere und untere zweite Backenzähne, Zungenmitte und Zahnfleisch
- **Milz:** obere und untere erste Backenzähne sowie die Zungenmitte
- **Nieren:** obere und untere zweite Schneidezähne sowie die Zungenwurzel

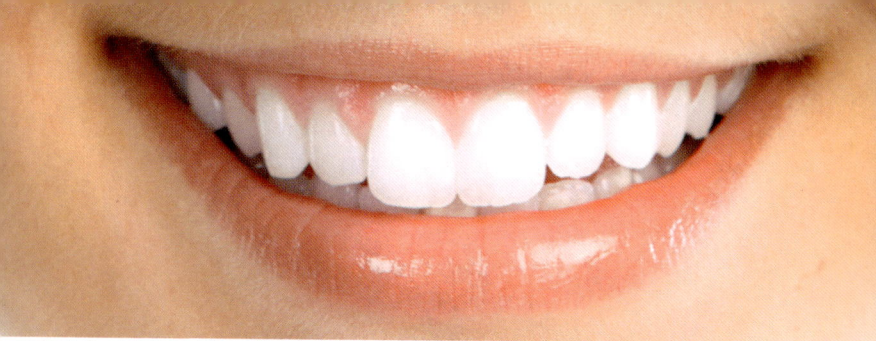

In der Traditionellen Chinesischen Medizin werden aufgrund der ganzheitlichen Betrachtungsweise die Zähne bestimmten Organen, Schmerzen und sogar Gefühlen zugeordnet.

raum wurzelt übrigens in der Traditionellen Chinesischen Medizin. Angesichts ihrer ganzheitlichen Prinzipien ist das naheliegend. Zusätzlich zu den Zähnen wird in der TCM der gesamte Mundraum mit in den Zusammenhang einbezogen. Die TCM ordnet die Organe und alle Körperteile in verschiedene Funktionsbereiche ein, die energetisch miteinander verbunden sind. Diese Bereiche können gezielt durch Behandlungsmethoden wie Akupunktur und Akupressur sowie durch Qi Gong wirksam heilend und die Gesundheit erhaltend beeinflusst werden. Bis auf zwei besitzen alle Funktionsbereiche, welche die TCM unterscheidet, ihre Entsprechungen im Mundraum. Das gilt allen voran für die Zunge, die von der TCM in Reflexzonen unterteilt wird – ganz so, wie Sie es möglicherweise von den Fußreflexzonen und deren Massage kennen.

Man geht heute davon aus, dass das intensive Hin- und Herbewegen des Öls im Mundraum Reize auslöst, die auf die entsprechend zugeordneten Körperbereiche und Organe einwirken – ebenso wie bei Akupunktur und Akupressur, bei denen die Stimulation bestimmter Punkte auf den Leitungsbahnen in weiter entfernt liegenden Regionen zu therapeutischen Wirkungen führt.

„Zeitbomben" im Mund entschärfen

Zeitbomben im Mundraum ticken leise und lange Zeit unbemerkt, und sie sind unsichtbar, die so genannten Zahnherde, die zu massiven Störungen der Gesundheit führen können. Dabei handelt es sich um Keim- und Entzündungsherde, die tief in den Kieferknochen sitzen. Sie bilden sich an den Zahnwurzeln, die weit in die knöchernen Kieferregionen und deren Hohlräume hineinreichen. In diesen Bereichen ist die Durchblutung schlecht, und die körpereigenen Abwehrtruppen gehen hier auch nur selten auf „Patrouille". Insofern finden hier schädliche Keime und Bakterien ideale Bedingungen, sich anzusiedeln und schädigende Wirkungen auszuüben. Gift- und Schadstoffe aus dem Stoffwechsel sowie Rückstände von Medikamenten können sich ebenfalls gut anlagern und zu Entzündungsherden der Zähne führen. Daneben entsteht die Zeitbombe im Mund gern nach der Extraktion einer Zahnwurzel, wenn versehentlich Reste davon im Kieferknochen verbleiben.

Vom Zahnarzt nicht erkannt, schädigen Zahnherde die umliegenden Zähne und belasten mit ihren fortwährenden giftigen Absonderungen und schädlichen Keimen den Stoffwechsel und das Immunsystem. Darüber hinaus beeinträchtigen die Zahnherde über die Blut- und Nervenbahnen sowie über die Lymphflüssigkeit massiv auch weiter entfernt liegende Organe und Gewebe: So führen diese Störzonen im gesamten Körper zu einer anhaltenden Reizung und Irritation, welche die Gesundheit dauerhaft belasten und sie irgendwann erheblich beeinträchtigen können. Nicht von ungefähr misst die ganzheitliche Zahnmedizin und die Naturheilkunde dem Sanieren solcher Zahnherde eine große Bedeutung bei.

Dagegen kann das Ölziehen seine umfassende Wirkung entfalten. Es kann die Zeitbomben im Mund wirksam ent-

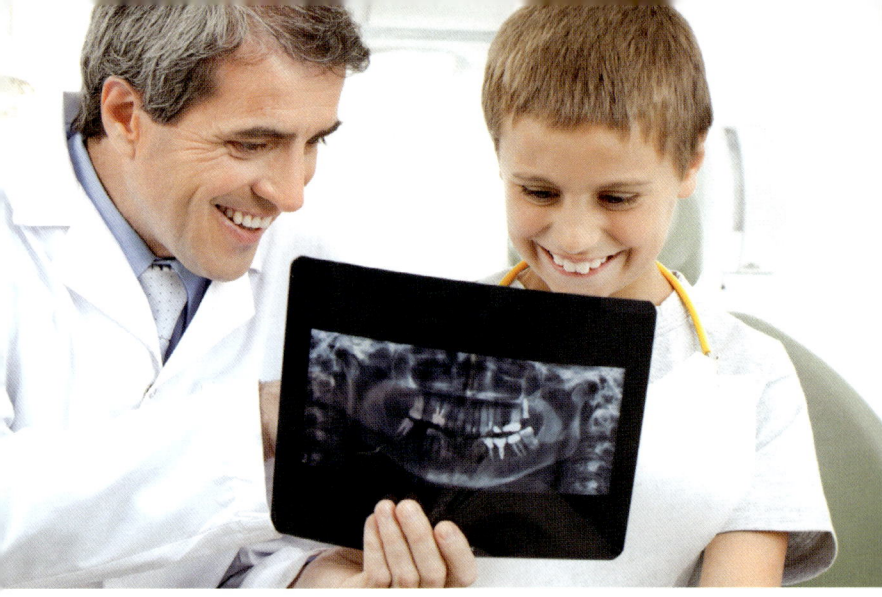

Röntgenbilder sind ein wichtiges Hilfsmittel, um Erkrankungen der Zähne erkennen und behandeln zu können.

schärfen. Mit dem Öl werden schädliche mikrobielle Ausscheidungen aus dem gesamten Mund- und Rachenraum abtransportiert. Damit wird auch das Gefahrenpotenzial der Zahnherde erheblich gesenkt. Denn das, was sie auf die Reise in unseren Körper schicken möchten, wird vom Ölziehen gleich an der Wurzel – in diesem Fall an der Zahnwurzel – gepackt und unschädlich gemacht.

Ölziehen ist in aller Munde...

... hoffentlich! Denn Ölziehen ist eine der besten Maßnahmen zur Gesundheitspflege, Vorsorge und Erhaltung des Wohlbefindens. Gemeinsam ist allen Faktoren, die zur Wirkung des Ölziehens betragen, dass sie die Fähigkeit unseres Körpers unterstützen, sich selbst zu heilen. Darauf bezog sich einst auch *Dr. Karach* in seinem berühmten Vortrag:

„Die eigentliche Heilung wird vom Körper selbst in die Wege geleitet. Auf diese Weise ist es möglich, Zellen, Gewebe und alle Organe gleichzeitig zu heilen." Das Erstaunliche am Ölziehen ist, dass es nicht nur vorbeugend wirkt. Auch wenn sich bereits Erkrankungen aufgrund der übermäßigen Belastung durch Schadstoffe und Schlacken manifestiert haben, greift diese Heilmethode. Die Mobilisierung der Selbstheilungskräfte ist sowohl bei akuten Beschwerden wie bei chronischen Erkrankungen erfolgreich: ob Sie ein gesundheitliches Problem behandeln wollen, das gerade im Moment besteht, oder eine Beschwerde, die Sie schon lange beeinträchtigt.

Ölziehen ist kein Wundermittel

Die Liste der Beschwerden, bei denen das Ölziehen nachhaltig erfolgreich ist, kann sich sehen lassen. Davon können Sie sich anhand der Übersicht der Heilanzeigen selbst überzeugen. Dennoch ist diese naturheilkundliche Behandlungsmethode kein Wundermittel und soll es auch nicht sein. Auch wenn Ölziehen bei vielen gesundheitlichen Störungen wirksam ist und auch wenn *Dr. Karach* meinte, durch das Ölziehen könne es gelingen, das Leben zu verlängern. Ein Alter

Die Basis der Wirkungen

Das Ölziehen hat so umfassend positive Wirkungen auf die Gesundheit, weil es

▸ den Körper intensiv und nachhaltig entgiftet und entschlackt,
▸ die körpereigenen Abwehrkräfte mit Langzeitwirkung stärkt,
▸ die Selbstheilungskräfte des Körpers stark anregt und
▸ das körperliche, geistige und seelische Befinden dauerhaft steigert.

von über hundert Jahren, so glaubte er, sei durchaus möglich. Ob das jemals durch regelmäßiges Ölziehen gelungen ist, lässt sich nicht belegen. Was wir jedoch wissen, ist, dass das Ölziehen sehr vielen Menschen bei vielen Beeinträchtigungen ihres Befindens geholfen hat. Nicht umsonst kann es – wie eingangs dargestellt – auf eine so lange Geschichte seiner Anwendung zurückblicken. Wir wissen auch, dass das Ölziehen keinen Arzt und keinen Besuch bei ihm ersetzen kann. Auch das kann und soll nicht das Ziel dieser altbewährten Methode sein. Sie hat ihre Grenzen, ebenso wie jedes andere Behandlungsverfahren.

Dagegen kann Ölziehen helfen:

- Abwehrschwäche
- Akne
- Allergien
- Amalgambelastung
- Aphten
- Appetitlosigkeit
- Arthritis
- Arthrose
- Augenleiden
- Beschwerden in den Wechseljahren
- Bindehautentzündung
- Blähungen
- Blasenentzündung
- Blasenschwäche
- Blutarmut
- Bluterkrankungen
- Bronchitis
- Chronische Müdigkeit
- Darmerkrankungen
- Depressive Verstimmung
- Durchblutungsstörungen
- Ekzeme
- Entzugserscheinungen, vor allem von Nikotin
- Entzündungen
- Erschöpfungszustände
- Grippale Infekte
- Gynäkologische Erkrankungen
- Hals-Nasen-Ohren-Beschwerden
- Halsschmerzen
- Heiserkeit
- Herpes
- Herzleiden
- Husten
- Karies

Sollte ich ölziehen?

Irgendwie bin ich neuerdings oft müde und kann mich zu nichts aufraffen. Auch Kopfschmerzen treten wieder häufiger auf. Und wirklich gut schlafen kann ich zurzeit auch nicht. Vielleicht bin ich deshalb gerade so häufig schlechter Dinge und übermäßig gereizt ...

Kommt Ihnen das bekannt vor? Oder fallen Ihnen andere Dinge ein, die Sie an sich bemerken und die sich nicht gut anfühlen? Prinzipiell ist eine Ölzieh-Kur immer angezeigt.

- Kiefer- und Stirnhöhlenentzündung und -verschleimung
- Konzentrationsstörungen
- Kopfschmerzen
- Lähmungserscheinungen
- Leberleiden
- Lockere Zähne
- Lungenerkrankungen
- Magen-Darm-Beschwerden
- Magengeschwüre
- Magenschleimhautentzündung
- Mandelentzündung
- Menstruationsbeschwerden
- Migräne
- Nachlassende Sehfähigkeit
- Nervenerkrankungen
- Nervös bedingte Beschwerden
- Neurodermitis
- Nierenbeschwerden
- Ohrenschmerzen
- Parodontose
- Prämenstruelles Syndrom
- Probleme der Schleimhäute
- Rheumatische Erkrankungen
- Schlafstörungen
- Schnupfen
- Schuppenflechte
- Schwächezustände
- Thrombosen
- Überreizung
- Unreine Haut
- Verdauungsstörungen
- Verstopfung
- Zahnfleischentzündungen
- Zahnschmerzen
- Zahnverfärbungen

Es gibt allerdings auch klare Hinweise darauf, dass sie bei Ihnen angezeigt wäre, wenn Sie einen Großteil der folgenden Fragen bejahen können:

Gesundheits-Check

▸ Haben Sie öfters Verstopfung?
▸ Neigen Sie zu Blähungen?
▸ Haben Sie Durchschlafprobleme?
▸ Sind sie infektanfälliger als sonst?
▸ Sind Ihre Atemwege oft entzündet?
▸ Haben Sie öfter trübe Gedanken und depressive Verstimmungen?
▸ Leiden Sie an Lippen-Herpes?
▸ Haben Sie Zahnfleischbluten?
▸ Sind Sie oftmals gereizt und aggressiv?
▸ Bereitet Ihnen der Magen immer wieder Probleme?
▸ Ist Ihre Haut unrein?
▸ Leiden Sie häufig unter Kopfschmerzen?
▸ Haben Sie Gelenkschmerzen?
▸ Sind Sie oft unkonzentriert?
▸ Haben Sie öfters Wadenkrämpfe?
▸ Leiden Sie häufig unter Verspannungen der Muskeln, vor allem am Nacken?
▸ Bildet sich bei Ihnen Zahnstein rasch neu?
▸ Sind Sie häufig erkältet?
▸ Fühlen Sie sich oft müde und schlapp?
▸ Belasten Sie stressige Situationen mehr, als Sie das von sich kennen?
▸ Bekommen Ihnen Nahrungsmittel nicht mehr gut, die früher kein Problem waren?
▸ Haben Sie Neurodermitis oder Schuppenflechte?
▸ Sehen Sie grundlos schlechter als früher?
▸ Haben Sie häufig keinen Appetit?

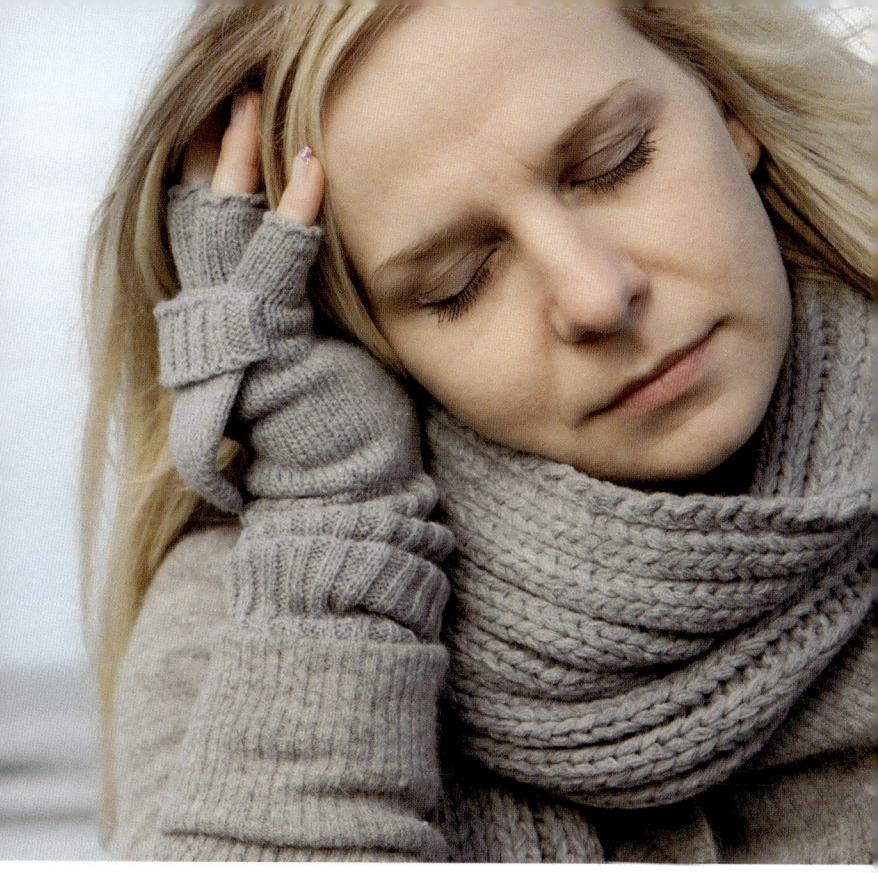

Auch zur Vorbeugung von grippalen Infekten leistet das Ölziehen wertvolle Dienste.

▸ Sind Sie nervös und angespannt?
▸ Bereitet Ihnen Ihr Herz Probleme?
▸ Leiden Sie immer wieder unter Blasenentzündungen?
▸ Wollen Sie das Rauchen aufhören?
▸ Haben Sie unschön verfärbte Zähne?
▸ Machen Ihnen lockere Zähne zu schaffen?

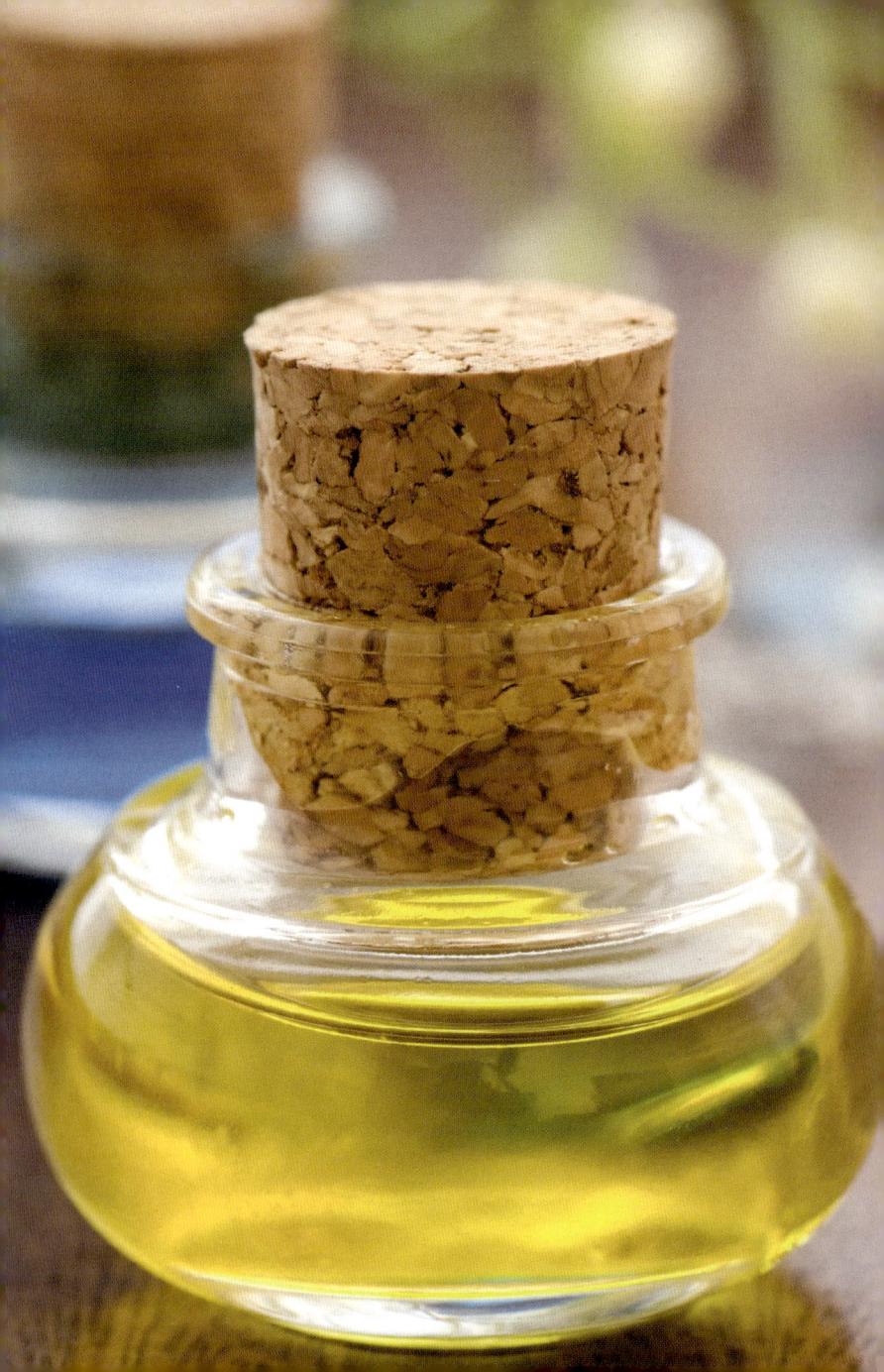

Fünf Minuten für Ihr Wohlbefinden

Wie bereits erwähnt, ist das Ölziehen sehr einfach anzuwenden. Sie können es jederzeit sowie ohne spezielle Vorkenntnisse und ohne Vorbereitungen durchführen. Alles, was Sie benötigen, sind fünf Minuten Ihrer Zeit. Und diese sind bestens investiert, wie Sie sehr bald feststellen werden.

Einmal täglich: Ihre Kur

Trotz der simplen Handhabung sollten Sie jedoch wissen, wie Sie Schritt für Schritt beim Ölziehen vorgehen. Denn mitunter können sich dabei kleine Fehler einschleichen, die den Erfolg der Bemühungen schmälern würden.

Die beste Zeit

Prinzipiell kann man zu jeder Zeit ölziehen. Dennoch ist im Allgemeinen der beste Zeitpunkt dafür morgens gleich nach dem Aufstehen. Denn während der Nacht siedeln sich vielfältig Schlacken, Schad- und Giftstoffe in der Mundschleimhaut an. Diese können dann am Morgen mit einem „Schlürf" geballt entsorgt werden.

Verzichten Sie auch auf einen Schluck Kaffee, Saft und selbst Wasser vorweg. Damit schwemmen Sie bereits einen Gutteil dessen, was Sie doch loswerden wollen, wieder in Ihren Körper zurück. Wenn Sie also morgens in Ihr Badezimmer gehen, kommt als Erstes das Ölziehen dran, noch bevor Sie irgendetwas anderes in den Mund nehmen und trinken oder essen. Falls Sie möchten, nehmen Sie davor die Kaffeemaschine in Betrieb oder stellen Teewasser auf. Dann können Sie sich beim Ziehen und Saugen bereits auf Ihre erste Tasse gleich danach freuen. In bestimmten Fällen, beispielsweise bei hartnäckigen chronischen Beschwerden und um den Heilungsprozess zu beschleunigen, kann man auch dreimal täglich ölziehen. Wichtig ist dabei ebenso wie am Morgen, dass Sie dies immer *vor* den Mahlzeiten tun.

Mund auf...

... und Öl rein. Am besten einen Esslöffel voll. Wem das zu viel ist, nimmt nur einen Teelöffel – weniger sollte es allerdings nicht sein. Von dieser Menge sollten Sie sich dann langsam auf einen Esslöffel steigern. Dieses Quantum ist besser, damit sich die Effekte des Ölziehens auch voll entfalten können. Diese beruhen auch auf physikalischen und mechanischen Reizen. Bei Kindern ab sechs Jahren genügt ein Teelöffel Öl.

Fest ziehen und saugen

Schlürfen Sie das Öl vom Löffel. Sobald es vollständig im Mund ist, sollten Sie das Öl immer in Bewegung halten: Zwischen den Zähnen durchsaugen, darauf herumkauen, lutschen und hin- und herziehen. Das sollte ganz geruhsam, ohne Anspannung und Verkrampfung geschehen. Wenn Sie sich verkrampfen, sich anspannen oder anstrengen, geht ein großer Teil der Wirkung verloren. Versuchen Sie dann, das Ölziehen mit weniger *Biss* durchzuführen.

Achtung Gebissträger

Wer Zahnersatz trägt, sollte diesen in jedem Fall vor dem Ölziehen aus dem Mund nehmen. Denn meist bedeckt das Gebiss einen großen Teil der Mundschleimhaut – sodass das Öl nicht dorthin gelangen kann, wo es eigentlich hin soll.

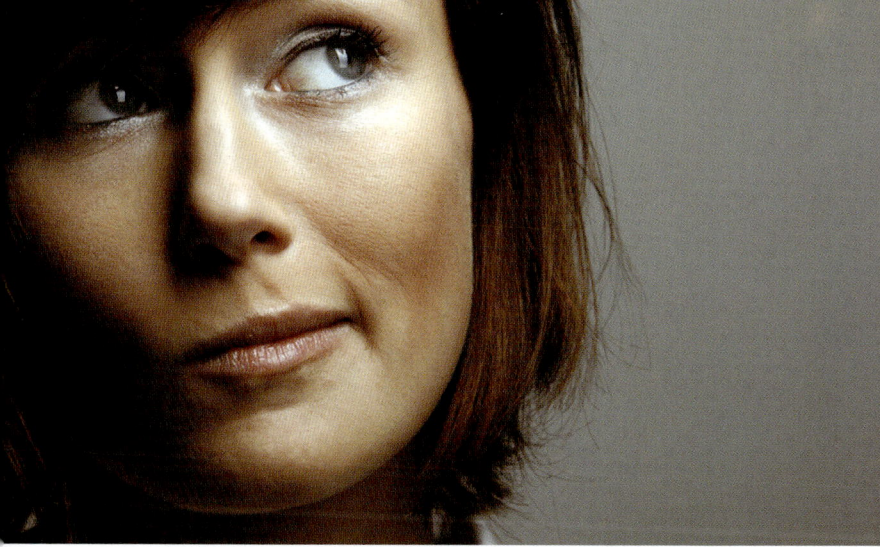

Das Öl sollte im Mund etwa fünf Minuten langsam bewegt und auch zwischen den Zähnen durchgezogen werden.

Wundern Sie sich nicht, wenn sich die Konsistenz des Öls während des Ölziehens im Mund verändert. Dass es mit der Zeit immer dünnflüssiger wird, hängt damit zusammen, dass es sich mit dem Speichel verbindet. Das Schaumige, das sich dabei langsam entwickelt, ist vollkommen normal und sogar erwünscht.

Nichts verschlucken

Halten Sie Ihren Kopf beim Ölziehen immer gerade oder besser etwas nach vorn geneigt. Vermeiden Sie unbedingt, den Kopf wie beim Gurgeln nach hinten zu beugen. Denn dabei besteht die Gefahr, dass Sie etwas vom Öl verschlucken. Das sollte strikt vermieden werden – schließlich sollen die ans Öl gebundenen Schadstoffe aus Ihrem Körper heraus- und nicht hineingespült werden. Falls doch mal etwas daneben, sprich: die Kehle hinuntergeht, ist es allerdings nicht schlimm. Sie nehmen davon keinen Schaden, es findet allerdings in diesem Fall auch keine Entgiftung statt. Die im hinuntergeschluckten Öl befindlichen Giftstoffe und Schlacken gelangen wieder in den Verdauungstrakt und werden über den Dünndarm ins Blut transportiert. Beim nächsten Ölziehen können sie dann mit entsorgt werden.

Weg mit Schaden

Wie erwähnt, sollten Sie das Ölziehen über eine Dauer von bis zu fünf Minuten durchführen. Wenn Sie das Öl ausspucken, sollte es milchigweiß oder zumindest hellgelb sein. Ist es noch grün-gelb, dann war die Anwendungsdauer zu kurz. Nach dem Ausspucken des Öls spülen Sie Ihren Mundraum mehrere Male gründlich mit warmem Wasser aus. Anschließend putzen Sie Ihre Zähne wie gewohnt mit der Zahnbürste.
Vielfach wird empfohlen, das Öl in die Toilette zu spucken, da es sich in gewisser Weise ja um Müll handle. Sie können das Öl aber genauso gut ins Waschbecken spucken. Dieses sollten Sie dann kurz reinigen, da sich in der ausgespuckten Flüssigkeit eine Menge an Schadstoffen befindet.

Die Dauer der Ölzieh-Kur

Hier gehen die Meinungen auseinander. Dr. Karach vertrat die Auffassung, dass akute gesundheitliche Beschwerden bereits nach zwei bis vier Tagen des Ölziehens verschwunden sein können. Das ist jedoch nicht realistisch. Um wirklich einen spürbaren Effekt zu erzielen, braucht es mehr Zeit, und zwar mindestens eine Woche, wie die Erfahrung mit dem Ölziehen zeigt. Chronische Erkrankungen, die Ihnen schon lange zu schaffen machen, erfordern noch mehr Geduld. Schließlich kann, was über einen langen Zeitraum hinweg an der Gesundheit nagt und sie beeinträchtigt, nicht von

Schaben und massieren

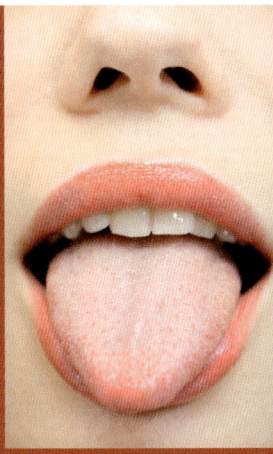

Im Anschluss an das Ölziehen können Sie noch zwei weitere altbewährte Behandlungen zur Reinigung im Mundraum und damit verbunden Ihres gesamten Körpers durchführen. Das ist einerseits die Massage des Zahnfleisches und andererseits das Schaben der Zungenoberfläche. Beides ist übrigens auch nach dem Zähneputzen empfehlenswert.

Bei der Zahnfleischmassage streichen Sie das Zahnfleisch am Unter- und Oberkiefer von den Schneidezähnen zum Gaumen hin aus.

Das wiederholen Sie an allen vier Seiten des Mundraumes. Der Druck Ihrer Finger sollte dabei so fest sein, dass sich das Zahnfleisch leicht bewegt, jedoch nicht schmerzt. Diese Massage unterstützt den Entgiftungsprozess und regt zudem die Durchblutung im Zahnfleisch an. Damit kräftigt sie dieses und stärkt seine Widerstandskraft gegen schädliche Faktoren von außen.

Wie schon erwähnt, kann die Ansammlung von Schlacken und Schadstoffen im Körper zu Belägen auf der Zunge führen. Dies ist beispielsweise bei einer ganzen Reihe chronischer Erkrankungen zu sehen, vor allem bei Magen- und Darmerkrankungen. Die Absonderungen auf der Zunge sollten unbedingt regelmäßig entfernt werden. Am besten gelingt das mit einem Teelöffel, mit dem Sie die Zunge von hinten am Gaumen nach vorne zur Spitze ausstreichen. Den abgekratzten Belag spülen Sie mit Wasser vom Löffel und wiederholen das Ganze etwa dreimal, dann ist die Zunge in der Regel befreit. Statt des Teelöffels können Sie spezielle Spatel zur Zungenreinigung verwenden. Diese werden unter anderem auch im Ayurveda verwendet. Sie sind meist aus Holz, manchmal auch aus Edelstahl (vgl. S. 69: „Zeigt her Eure Zungen…").

heute auf morgen kuriert sein – das schafft auch das Ölziehen nicht. Bei der Behandlung chronischer Beschwerden mit der Ölzieh-Kur ist ein Jahr durchaus realistisch, bis sich eine Linderung und Heilung einstellt.

Als Faustregel dafür, wie lange die Ölzieh-Kur durchgeführt werden sollte, gelten folgende Anzeichen: Sie sollten gut und erholsam schlafen können und einen guten Appetit haben. Morgens nach dem Aufwachen sollten Sie ausgeruht sein und sich auch keine Tränensäcke gebildet haben.

Generell dauert es vier bis sechs Wochen, bis sich die Rundum-Effekte des Ölziehens zeigen und sich auf allen Ebenen positiv ausgewirkt haben. So ist es sinnvoll, regelmäßig im Frühjahr und im Herbst eine Ölzieh-Kur von etwa sechs Wochen Dauer durchzuführen. Es spricht jedoch nichts dagegen, das Ölziehen täglich durchzuführen. Darauf schwören viele Menschen, die das Ölziehen schon seit vielen Jahren bei sich anwenden.

Das kann passieren

Unmittelbar nach Beginn des Ölziehens kann sich eine so genannte Reinigungskrise einstellen. Dabei handelt es

Mögliche Beschwerden

Kommt die Entgiftung in Gang und kann sich der Körper endlich von schädlichen Altlasten befreien, treten mitunter anfangs vorübergehend folgende Beschwerden auf:

- ▶ Fieber
- ▶ Gelenkbeschwerden und Steifheit der Gelenke
- ▶ Halsschmerzen
- ▶ Anschwellen der Lymphknoten
- ▶ Leichte Grippesymptome
- ▶ Probleme mit der Verdauung, wie Verstopfung oder Durchfall

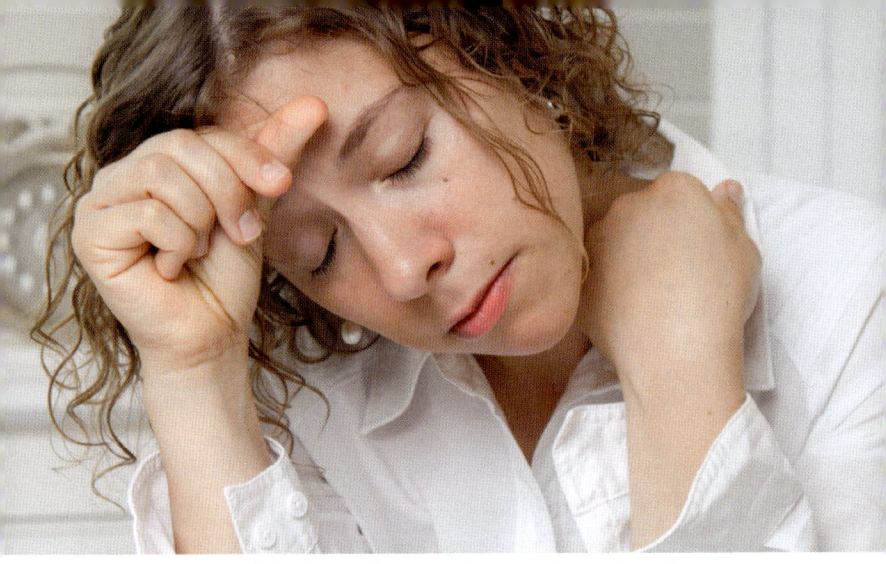

Mit Beginn der Ölzieh-Kur kann es kurzzeitig zu einer Erstverschlimmerung der Beschwerden kommen, die jedoch ein gutes Zeichen für die Wirksamkeit der Kur ist.

sich um eine Verschlechterung des Befindens, im Verlauf dieser können auch die Symptome einer möglicherweise bestehenden Erkrankung schlimmer werden. Eine solche Erstverschlimmerung ist auch aus der Homöopathie und anderen naturheilkundlichen Behandlungen bekannt. Sie wird als positives Zeichen angesehen. Die anfängliche und vorübergehende Verschlimmerung zeigt an, dass der Entgiftungsprozess im Körper in Gang gekommen ist. Dabei kann zunächst einiges mit an die Oberfläche kommen – mitunter auch tief liegende und bislang verborgene Krankheitsherde. „Wo gehobelt wird, da fallen Späne …", sagt der Volksmund, und im Falle des Ölziehens ist dies auch gut so: Die Erstverschlimmerung ist jedenfalls kein Grund zur Sorge, die dazu führen sollte, das Ölziehen abzubrechen; ganz im Gegenteil zeigt die Erstverschlimmerung, dass Sie mit Ihrer Gesundheitspflege auf dem richtigen Weg sind.

Die verschiedenen Ölsorten

Zum Ölziehen eignen sich unterschiedliche pflanzliche Öle. Einerlei, für welches Sie sich entscheiden, es gilt immer: Verwenden Sie nur hochwertige kalt gepresste Pflanzenöle. Sie sind zugegebenermaßen etwas teurer als andere Herstellungsarten, doch das hochwertigere Öl sollte Ihnen die Gesundheit wert sein.

Nachfolgend finden Sie eine Auswahl aus dem reichhaltigen Sortiment gesundheitlich wertvoller Öle zum Ölziehen und ihre speziellen Wirkungen jenseits der Reinigung und Entgiftung. Die empfehlenswerten Sorten sind in alphabetischer Reihenfolge aufgeführt.

Gesundheit löffelweise

Mit pflanzlichen Ölen servieren Sie sich löffelweise viel Gesundheit. Denn sie haben eine sehr gute Zusammensetzung an Fettsäuren. Diese langen Ketten aus Kohlenstoffatomen sind die Grundbausteine jeglicher Fette. Von ihnen gibt es drei Versionen – gesättigte, einfach und mehrfach ungesättigte Fettsäuren. Diese wirken sich ganz unterschiedlich auf unsere Gesundheit aus. Die gesättigten Fettsäuren sparen Sie sich künftig besser. Denn was vor allem in tierischen Fetten steckt, birgt enorme Risiken: Es erhöht unter anderem das schädliche LDL-Cholesterin im Blut und damit die Gefahr für Herz-Kreislauf-Krankheiten. Auch der Fettstoffwechsel kann aus den Fugen geraten.

Was Sie brauchen, sind die guten Fette, eben jene mit ungesättigten Fettsäuren. Einfach ungesättigte Fettsäuren, wie zum Beispiel die Ölsäure, verringern das – schlechte – LDL-Cholesterin, schützen Herz und Blutgefäße und halten den Stoffwechsel im Gleichgewicht. Mehrfach ungesättigte Fettsäuren haben im Vergleich zu den einfach ungesättigten

Kleine Öl-Warenkunde

Die Palette der Öle ist breit, und entsprechend vielfältig sind auch ihre Bezeichnungen. Diese richten sich nach der Art der Gewinnung und der Zusammensetzung. Was dabei was bedeutet, sollte Ihnen bekannt sein, damit Sie ein wirklich gutes Öl für das Ölziehen wählen können.

▸ *Native* Speisefette und -öle werden aus Rohware durch Pressen ohne Wärmezufuhr oder durch andere schonende mechanische Verfahren gewonnen. Sie können danach gewaschen, filtriert oder zentrifugiert sein, weitere Verfahren sind nicht zulässig. Für Olivenöl und Kakaobutter gelten besondere Bestimmungen.

▸ *Nicht raffinierte* Speisefette und -öle werden durch Ausschmelzen oder schonende mechanische Verfahren wie Pressen und Zentrifugieren gewonnen. Sie dürfen im Gegensatz zu den nativen Ölen auch mit Wasserdampf behandelt und getrocknet werden. Nicht zulässig sind dagegen Entsäuern, Bleichen und Desodorieren.

▸ Tragen native oder nicht raffinierte Öle den Vermerk *kalt gepresst* oder *aus erster Pressung*, haben Sie besonders wertvolle Speiseöle erstanden. Sie wurden durch Pressen ohne Wärmezufuhr und unter möglichst schonenden Bedingungen gewonnen.

▸ Mischungen verschiedener Öle sind ohne Sortenangabe als *Speiseöl, Pflanzenöl, Tafelöl, Salatöl* oder *Frittieröl* im Handel. Die billigen Öle haben meist Raps- und Sojaöl als Rohstoffe, bei den teureren Markenprodukten überwiegt Sonnenblumenöl.

▸ Trägt das Öl den Namen einer Ölpflanze, wie beispielsweise „Sonnenblumenöl", muss es mindestens zu 97 Prozent aus dieser Rohware bestehen.

▸ Lesen Sie den Zusatz *rein* oder *sortenrein*, muss das Öl zu 100 Prozent aus der genannten Rohware bestehen.

Ölsäuren mehrere Bruchstellen in ihren Kohlenstoffketten. Zu ihnen gehören unter anderem die Linol-, Linolen- und die Alpha-Linolensäure. Sie korrigieren die Blutfette – senken das schädliche LDL- und erhöhen das wertvolle HDL-Cholesterin –, verringern erhöhten Blutdruck, schützen vor freien Radikalen und wirken entzündungshemmend. Ernährungsexperten empfehlen daher, den Fettbedarf überwiegend mit einfach und mehrfach ungesättigten Fettsäuren zu decken. Das gelingt Ihnen, indem Sie reichlich pflanzliche Öle zu sich nehmen.

Unbedingt kalt gepresst

Warum sollte das Öl kalt gepresst sein? Weil bei der Kaltpressung nur mit geringen Temperaturen gearbeitet wird – daher auch der Name. Auf diese Weise bleiben die wertvollen Inhaltsstoffe der Pflanzenöle erhalten. Eine Raffinierung findet dagegen bei hohen Temperaturen statt. Wird Öl durch Extraktion gewonnen, werden chemische Lösungsmittel eingesetzt. Dadurch haben raffinierte wie extrahierte Öle viel an ihrer gesundheitlichen Wirkung verloren. Sie sollten deswegen auch nicht zum Ölziehen verwendet werden.

Distelöl

Dieses Öl wird aus den reifen Samen der Färberdistel (*Carthamus tinctorius*) hergestellt. Die Färberdistel ist eine sehr alte Kulturpflanze, die bereits 3500 v. Chr. in Ägypten angebaut wurde. Ihren Volksnamen *Färberpflanze* hat sie bekommen, weil mit ihren Säften früher Leinengewänder und Textilgewebe eingefärbt wurden. Im Mittelalter kam die Färberdistel schließlich zu uns nach Europa, wo sie bis heute wegen ihrer leuchtenden, orange-gelben Blüten auch eine beliebte Gartenpflanze ist.

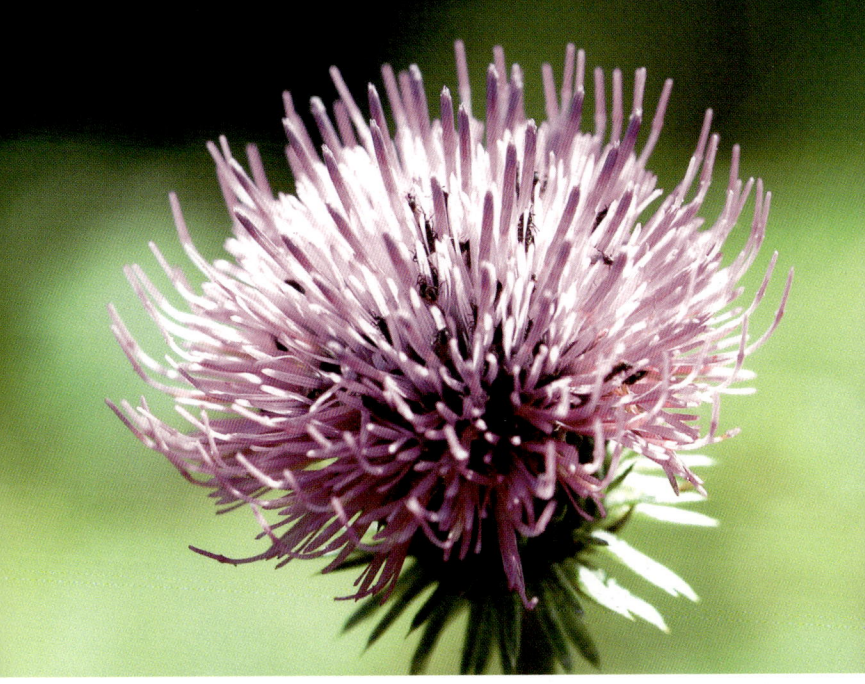

Distelöl wird sowohl in der Küche wie in der Kosmetik und Medizin verwendet. Hochwertiges Distelöl erhält man durch Kaltpressung.

Gutes Distelöl wird durch Kaltpressung gewonnen. Die minderwertige Variante ist raffiniert oder extrahiert und bei ihrer Herstellung meist hohen Temperaturen ausgesetzt; zudem wird sie häufig noch chemisch behandelt, um ihre Haltbarkeit zu erhöhen. Diese Prozeduren rauben dem Distelöl einen Großteil wertvoller Inhaltsstoffe. Die Kaltpressung ist dagegen weitaus schonender, da sie bei sehr niedrigen Temperaturen durchgeführt wird, sodass die hochwertigen Stoffe im Öl erhalten bleiben. Kalt gepresstes Distelöl hat einen kräftigen und würzigen Eigengeschmack, während das raffinierte nahezu geschmacklos ist – daran können Sie sich orientieren, falls Sie unsicher sind, ob Sie gutes Distelöl gekauft haben.

Lagerung und Haltbarkeit

Dunkel, kühl und gut verschlossen gelagert, hält sich Distelöl etwa neun bis zwölf Monate. Denken Sie daran, dass Sauerstoff und Sonnenlicht Distelöl schnell verderben und ranzig werden lassen. Dunkle Glasflaschen sind deshalb zu empfehlen, um das Öl vor Lichteinwirkung zu schützen. Angebrochene Flaschen sollten darüber hinaus nicht in Fensternähe und auch nicht in direkter Nähe zum Herd aufbewahrt werden.

Wirkungen

Distelöl besitzt unter allen pflanzlichen Ölen den höchsten Gehalt an der zweifach ungesättigten Linolsäure – bis zu 78 Prozent davon sind in einem guten Distelöl enthalten. Den Rest machen einfach ungesättigte und maximal zehn Prozent gesättigte Fettsäuren aus. Daneben enthält das Öl reichlich Vitamin A, E und K. Distelöl senkt den Spiegel an LDL-Cholesterin und Triglyzeriden und schützt damit vor Herz-Kreislauf-Erkrankungen und Gefäßverkalkung. Zudem stärkt es das Immunsystem, unterstützt die Zellerneuerung und wirkt entzündungshemmend. Daher wird es auch gern in der Kosmetik bei Hautproblemen eingesetzt sowie als Massageöl verwendet.

Erdnussöl

Das aus den ölhaltigen Kernen der Erdnusspflanze (*Arachis hypogaea*) gewonnene Öl ist in der asiatischen Küche schon seit Langem in Gebrauch: Da Erdnussöl einen sehr hohen Rauchpunkt besitzt – er liegt etwa bei 230° C –, ist es sehr gut für heiße Zubereitungen wie Braten, Kochen, Grillen und Frittieren geeignet. Durch seine gesundheitlich wertvollen Inhaltsstoffe und die vielseitige Verwendbarkeit gewinnt Erdnussöl auch hierzulande immer mehr Anhänger – nicht nur in der Küche, sondern auch als Körperpflegemittel oder beim Ölziehen.

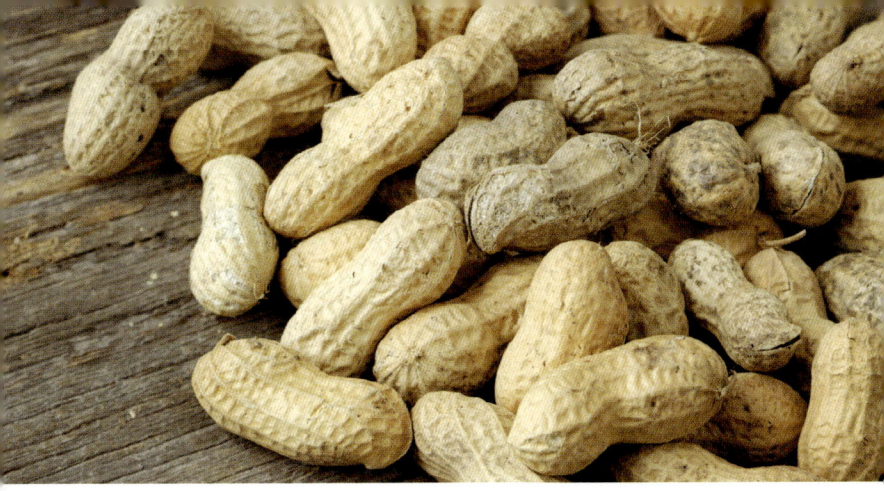

Ein großer Vorteil von Erdnussöl ist seine Haltbarkeit. Es wird im Vergleich zu anderen Ölen nicht so schnell ranzig.

Nach dem Schälen und Trocknen der Erdnusskerne erfolgt die Ölgewinnung in einer Schneckenpresse. Kalt gepresstes Erdnussöl wird ohne äußere Hitzezufuhr, also ohne Röstung und Dämpfung der Nüsse gewonnen. Dieses Öl wird anschließend gefiltert, jedoch nicht raffiniert. Auf diese Weise bleiben die wichtigen Inhaltsstoffe weitgehend erhalten. Hochwertiges Erdnussöl hat eine gelbliche Farbe und einen kräftigen, nussigen Eigengeschmack.

Lagerung und Haltbarkeit
Erdnussöl ist wie die meisten pflanzlichen Öle licht-, sauerstoff- sowie wärmeempfindlich und sollte deshalb kühl und dunkel gelagert werden. Zudem ist die geöffnete Flasche nach der Ölentnahme stets wieder fest zu verschließen. Je nach Sorte kann das noch original verschlossene Erdnussöl bis zu 24 Monate gelagert werden. Ist Erdnussöl einer Temperatur unter 10° C ausgesetzt, wird es zähflüssig und geliert, bei etwa 1° C bis 3° C verfestigt es sich dann schließlich. Wird das Öl erwärmt, nimmt es wieder seine ursprüngliche Konsistenz an.

Wirkungen

Erdnussöl besitzt einen hohen Gehalt an Vitamin E: Hundert Gramm Erdnussöl enthalten rund 23 mg davon. Weiterhin sind in Erdnussöl vergleichsweise große Mengen Vitamin B1, D und K enthalten. An Fettsäuren bietet Erdnussöl etwa 44 Prozent mehrfach ungesättigte Fettsäuren, hauptsächlich Linolsäure, 37 Prozent einfach ungesättigte Fettsäuren, vor allem Ölsäure, sowie rund zwanzig Prozent gesättigte Fettsäuren. Erdnussöl wirkt bei erhöhtem Blutdruck regulierend und senkt den Gehalt an LDL-Cholesterin sowie Triglyzeriden im Blut. Dank des reichlich enthaltenen Vitamins E stärkt das Öl darüber hinaus das körpereigene Abwehrsystem, wirkt Entzündungsprozessen entgegen und fördert die Zellerneuerung. Erdnussöl ist zudem ein beliebtes, weil entspannendes und wohltuendes, Bade- und Massageöl.

Kürbiskernöl

Kürbiskernöl, auch als Kernöl bekannt, wird aus den gerösteten Kernen des Steirischen Ölkürbis (*Ucurbita pepo var. Styriaca*) hergestellt. Diese Kürbisart unterscheidet sich von anderen Kürbissen dadurch, dass sie keine verholzten Kerne besitzt. Nur ein feines Silberhäutchen schützt den weichen Kern, aus dem sich deshalb auch hervorragend das einzigartige Kürbiskernöl pressen lässt.

Das echte Steirische Kürbiskernöl unterliegt ständigen Kontrollen, ist mit einem Prüfsiegel ausgestattet und trägt die Aufschrift *100 Prozent reines Kürbiskernöl*. Darüber hinaus ist es von der EU geografisch geschützt. Das qualitativ hochwertige Kürbiskernöl gehört auch aufgrund seiner aufwändigen Gewinnung zu den hochwertigsten und damit teuersten Ölen – so wird es oft als das „Schwarze Gold der Steiermark" bezeichnet, was neben seiner Exklusivität dem schillernden und petroleumähnlichen Aussehen geschuldet ist. Die Herstellung von Kürbiskernöl ist ziemlich komplex und erfordert mehrere Arbeitsgänge: Nachdem Fruchtfleisch und Kerne getrennt sind, werden die Kerne von allen Schalenresten befreit und anschließend gewaschen. Durch das darauffolgende Trocknen kann der Wassergehalt der Kerne bis auf acht Prozent reduziert werden. Dadurch sind die Samen haltbarer und lagerfähig.

Den nächsten Schritt bildet das Ausmahlen der Kerne. Damit eine Ölgewinnung überhaupt möglich ist, werden der gemahlenen, trockenen Masse Wasser und Salz zugefügt. Bei etwa 50° C wird die breiige Masse dann unter ständigem Rühren vorsichtig geröstet, bis das Wasser verdunstet ist – dabei entwickelt sich das einzigartige Aroma des Kürbiskernöls. In einer Ölmühle wird die Masse gepresst und das dickflüssige, dunkelgrüne Öl gewonnen. Restliche Schwebeteilchen setzen sich nach etwa einer Woche ab oder werden durch Filtration abgesondert.

Lagerung und Haltbarkeit

Dank der speziellen Bearbeitung der Kürbiskerne sind sie relativ lang lagerfähig. So können die Erzeuger das ganze Jahr über – je nach Bedarf – Kürbiskernöl pressen und verkaufen.

Das schwarze Gold in der Küche

Kürbiskernöl ist zwar aufgrund seines niedrigen Rauchpunktes bei 120° C nicht so gut zum Braten und Kochen geeignet, sollte jedoch in Ihrer Küche nicht fehlen. Denn neben seiner gesundheitlichen Wirkung ist es ein Highlight für den Gaumen: Sein charakteristisches nussiges Aroma gibt Salat, Tomaten, Saucen, Suppen, Eierspeisen und Wurstgerichten eine delikate Note. Kürbiskernöl schmeckt zum Beispiel ausgezeichnet zu Hart- und Frischkäse und macht sich perfekt zu cremigem Vanilleeis.

Dieses Öl ist lichtempfindlicher als andere Öle und muss daher unbedingt dunkel und kühl aufbewahrt werden. Kürbiskernöl wird deshalb meist in dunkel gefärbten Flaschen und in relativ kleinen Mengen angeboten, die schnell aufgebraucht werden können. Angebrochene Flaschen sollten Sie am besten im Kühlschrank aufbewahren und zügig aufbrauchen. Original verschlossenes Kürbiskernöl ist dagegen bis zu neun Monaten lagerfähig.

Wirkungen

Kürbiskernöl hat einen hohen Anteil einfach und mehrfach ungesättigter Fettsäuren wie zum Beispiel Öl- und Linolsäure. Darüber hinaus enthält es reichlich Vitamin A, B, C, D und E, Eiweiß und Mineralstoffe, wie zum Beispiel Kalium, Phosphor und Magnesium. Auch die Spurenelemente Eisen, Selen sowie Zink sind in Kürbiskernöl enthalten. Dieser große Anteil an gesundheitsfördernden Stoffen zeichnet sich durch folgende Wirkungen aus: Das Öl senkt LDL-Cholesterin und Triglyzeride, es wirkt gegen erhöhten Blutdruck und reguliert den Stoffwechsel. Darüber hinaus ist es leicht verdaulich und wird in der Volksmedizin auch oft gegen Blasenentzündungen, Reizblase und Prostataleiden eingesetzt.

Leinöl

Leinöl wird aus den reifen Samen – den Leinsamen – der Leinpflanze (*Linum usitatissimum*), auch Flachs genannt, gewonnen. Diese bedeutende Kulturpflanze war bereits im alten Ägypten sehr geschätzt. Leinöl ist vielseitig einsetzbar. So wird es außer in der Küche und zur Gesundheitspflege für die Herstellung von Lacken, Ölfarben, Linoleum und sogar Seife verwendet. Daneben lassen sich mit ihm sehr gut Hölzer pflegen und imprägnieren.

Qualitativ hochwertiges Leinöl wird kalt gepresst. Dabei presst man das Öl der vorbereiteten Leinsamen nur unter geringem Druck und minimaler Erwärmung unter 40° C in einer Schneckenpresse vorsichtig heraus. Dieses Leinöl besitzt die charakteristische dunkelbraune Farbe, den typischen Geruch und hochwertige Inhaltsstoffe.

Lagerung und Haltbarkeit

Leinöl wird rasch bitter und ranzig. Daher sollte es einer längeren Haltbarkeit wegen dunkel und kühl aufbewahrt werden. Am besten wird das Öl in einer dunkel gefärbten Flasche im Kühlschrank aufbewahrt. Bei geöffneter Flasche hält sich das Öl bis zu drei Wochen. Leinöl besitzt einen sehr niedrigen Schmelzpunkt, der bei -16 bis -20° C liegt, daher kann es gut im Tiefkühlfach aufbewahrt werden, ohne dass es sich verfestigt. Damit lässt sich die Lagerzeit um mehrere Wochen verlängern.

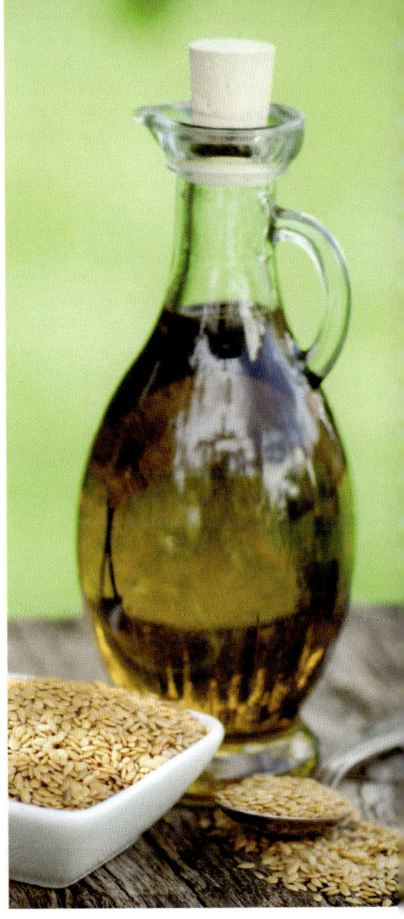

Leinöl findet je nachdem, ob es kalt oder heiß gepresst wird, in Küche, Medizin oder auch in der Technik Verwendung.

Wirkungen

Leinöl hat mit 72 Prozent einen hohen Gehalt an mehrfach ungesättigten Fettsäuren: Etwa 13 Prozent entfallen auf die Linolsäure und 58 Prozent auf die Linolensäure. Bereits 40 bis 50 Gramm Leinöl täglich decken den Tagesbedarf an

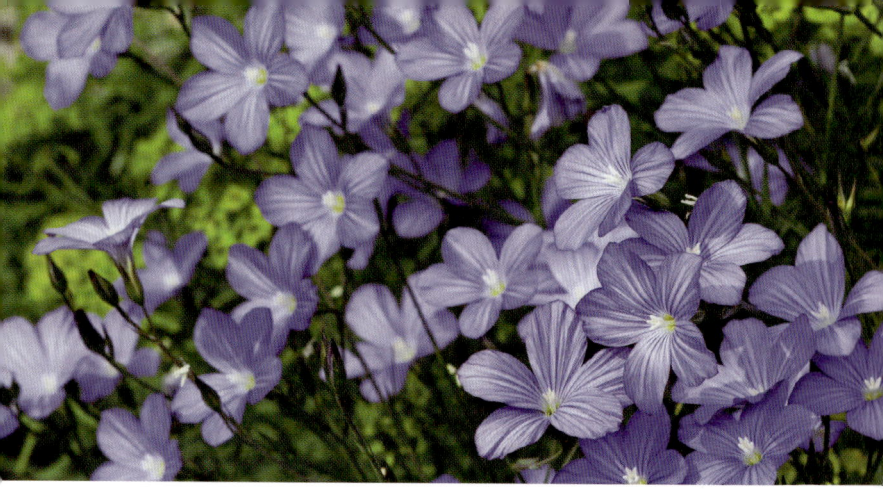

Lein kann bis zu 70 Zentimeter hoch werden. Die blauen Blüten werden zu rundlichen Kapseln und braunen Samen.

diesen wertvollen ungesättigten Fettsäuren. Auch Vitamin A und E sowie Lecithin und Lignane, pflanzliche Östrogene mit antioxidativer Wirkung, sind in Leinöl reichlich enthalten. Diese Inhaltsstoffe tragen dazu bei, das Risiko eines Herzinfarktes zu verringern, und sie senken den Gehalt an LDL-Cholesterin im Blut. Weiterhin reduziert Leinöl erhöhten Blutdruck, stärkt das Immunsystem und lindert zum Beispiel rheumatische Erkrankungen. In Verbindung mit Quark ist die Aufnahme von Leinöl übrigens besonders zu empfehlen, da die schwefelhaltigen Aminosäuren des Quarkeiweiß für eine bessere Löslichkeit der Fettsäuren sorgen und vom Körper besser aufgenommen werden können.

Olivenöl

Kürbiskernöl ist das „Schwarze Gold" und Olivenöl das „Grüne Gold" – schließlich gehören beide zu den für unsere Gesundheit wertvollsten Ölen überhaupt. Olivenöl wird aus dem Fruchtfleisch der Oliven hergestellt und gilt im Mittelmeerraum seit Jahrtausenden als Gesundheitselixier. Schon die alten Ägypter, wie unter anderem *Pharao Ramses II.*, der ein für die damalige Zeit erstaunlich hohes Alter von 64 Jahren erreichte, haben das Öl bereits gegen alle möglichen Arten von Beschwerden eingenommen.

Das beste Olivenöl ist das jungfräuliche, das aus den hochwertigsten Oliven kalt gepresst wird. Es wird im Grunde genauso wie vor vielen Jahrhunderten hergestellt, allerdings schneller und hygienischer. Nach der Ernte werden die Oliven sofort gewaschen und von Ästen und Blättern befreit. Die ganzen Früchte – mit Kern, Öl und Fruchtwasser – werden gemahlen und zu einer weichen Masse zerkleinert. Beim traditionellen Pressen wird die Olivenmasse auf Korbmatten verteilt, die aufeinander geschichtet und hydraulisch gepresst werden. Das austretende Wasser-Öl-Gemisch wird in ein Auffangbecken geleitet, wo sich das leichtere Öl auf natürliche Weise vom Fruchtwasser trennt und auf der Wasseroberfläche schwimmt. Der Pressvorgang und auch die Trennung von Wasser und Öl werden jedoch immer häufiger mithilfe einer Zentrifuge vorgenommen. Dieses Verfahren ist weniger zeitaufwändig als das traditionelle Pressen, und auf diese Weise kann mehr Öl in kürzerer Zeit gewonnen werden. Einerlei, was zur Herstellung des Olivenöls eingesetzt wird, es dürfen keine Temperaturen über 27° C entstehen: Nur bei einer Kaltpressung bleiben die hitzeempfindlichen, wertvollen Substanzen des Öls erhalten.

Lagerung und Haltbarkeit

Aufgrund seiner Zusammensetzung an Fettsäuren ist Olivenöl im Vergleich zu anderen Pflanzenölen recht lange haltbar: Bei dunkler und kühler Lagerung zwischen 10 und 16° C und original verschlossen ist es bis zu zwölf Monate lagerfähig. Öl aus angebrochenen Behältern sollten Sie innerhalb von zwei Monaten verbrauchen. Wird Olivenöl im Kühlschrank gelagert, flockt es aus: Es setzen sich weißliche Partikel ab, die allerdings keine Qualitätsminderung darstellen und sich bei Erwärmung wieder auflösen.

Wirkungen

Heute ist wissenschaftlich erwiesen, dass Olivenöl zum Besten gehört, was es für unsere Gesundheit gibt: Es enthält einen hohen Anteil an Vitamin E und bis zu 80 Prozent der einfach ungesättigten Ölsäure. Der Rest entfällt auf zweifach ungesättigte und gesättigte Fettsäuren. Diese einzigartige Zusammen-

Drei-Klassen-Gesellschaft

Gemäß den Richtlinien der EU wird Olivenöl in drei Klassen unterteilt. Maßgebend dafür ist der Gehalt an freien Fettsäuren. Er ist der unbestechliche Indikator höchster Qualität und bestimmt darüber, zu welcher Güteklasse ein Olivenöl gezählt werden darf: Je weniger freie Fettsäuren enthalten sind, desto hochwertiger ist das Öl.

Die erste und beste Kategorie sind Öle, die als einwandfrei in Geschmack, Geruch und Farbe eingestuft wurden. Sie müssen zudem unter Bedingungen gewonnen worden sein, die das Öl nicht verfälschen, wie dies beispielsweise bei der Ölgewinnung durch Lösungsmittelextraktion der Fall ist. Ebenso dürfen die Öle der höchsten Qualitätsklasse außer Waschung, Klärung und Zentrifugierung keinem anderen Prozess unterzogen werden; der Säuregehalt darf maximal 1–2 Prozent betragen. Sind alle diese Kriterien erfüllt, darf ein Öl die Bezeichnung *Natives Olivenöl* erhalten (von lateinisch *nativus*, angeboren, natürlich).

Die zweite Qualitätskategorie stellen die *raffinierten Olivenöle*, *Olio di oliva raffinato* bzw. *Huile d'olive raffinée*, dar. Sie werden aus der Raffination nativen Olivenöls gewonnen, sind also erhitzt und dadurch verändert worden. Bei der dritten von der EU

setzung an Fettsäuren wirkt sich sehr positiv auf unsere Gesundheit aus. Hier einiges aus dem großen Portfolio: Olivenöl senkt schädliches LDL-Cholesterin sowie einen zu hohen Blutdruck und schützt auf diese Weise wirksam Herz und Gefäße. So ist beispielsweise in Ländern, in denen traditionell viel Olivenöl verwendet wird, die Rate an von Herz-Kreislauf-Erkrankungen deutlich niedriger als in anderen Regionen mit wenig Olivenölverbrauch. Olivenöl kann auch Krebserkrankungen vorbeugen. Es ist reich an antioxidativ wirksamen Stoffen, die die Zellen vor dem Angriff Freier Radikale schützen.

festgelegten Güteklasse handelt es sich um Olivenöle, die aufgrund zu hoher Säurewerte nicht einwandfrei in Geschmack und Geruch sind. Deshalb wird ihnen natives Öl beigemischt, um ihnen das typische Olivenölaroma zu verleihen. Dieser Verschnitt kommt unter der Bezeichnung **Olivenöl** in den Handel.

Die zweite und dritte Qualität sollten Sie nach Möglichkeit nicht verwenden und lediglich die nativen Olivenöle zur Ölzieh-Kur einsetzen. Sie werden unterschieden in:

Natives Olivenöl extra: Diese drei Worte garantieren hochwertigstes, naturreines Olivenöl von einwandfreiem Geschmack; kalt gepresst, unraffiniert und ohne chemische Zusätze. Nur dieses Öl darf „jungfräulich" bezeichnet werden: auf Italienisch *Olio extra vergine di oliva* und auf Französisch *Huile d'olive vierge extra*. Sein Anteil an freien Fettsäuren darf allerhöchstens ein Gramm je hundert Gramm Öl betragen.

Natives Olivenöl: Übersteigt der Säuregehalt die Einprozentmarke, kann das Öl nur noch unter der Bezeichnung *Natives Olivenöl* in den Handel kommen. Diese Öle, italienisch *Olio vergine di oliva* und auf Französisch *Huile d'olive vierge*, dürfen nicht mehr als zwei Gramm freie Fettsäuren je hundert Gramm Öl aufweisen.

Rapsöl

Das aus den Samen des gelb blühenden Raps (*Brassica napus*) gewonnene Öl wurde erst vor wenigen Jahrzehnten als Speiseöl zugelassen. Raps wird zwar bereits seit Jahrhunderten wegen seiner ölhaltigen Samen kultiviert, doch die im wilden Raps enthaltene Erucasäure und die extremen Bitterstoffe machten das Öl ungenießbar. In den achtziger Jahren des letzten Jahrhunderts gelangen schließlich Züchtungen von Rapssorten, die nur wenig Erucasäure und Bitterstoffe aufweisen. Sie werden Doppel-Null-Raps genannt. Aus diesem wird das wegen seiner günstigen Fettsäurezusammensetzung überaus wertvolle Rapsöl gewonnen. Dazu werden die Rapssamen gereinigt, getrocknet und anschließend in Ölmühlen bei maximal 40° C kalt gepresst. Das kalt gepresste Rapsöl hat einen sehr angenehmen würzigen und nussigen Geschmack.

Lagerung und Haltbarkeit

Da es auch sehr lichtempfindlich ist, sollten Sie Rapsöl an einem kühlen und dunklen Platz aufbewahren. Geöffnete Flaschen lagern Sie am besten gut verschlossen im Kühlschrank. Sie sollten das Öl jedoch möglichst innerhalb von vier bis sechs Wochen aufbrauchen. In original verschlossenen Behältern hält sich Rapsöl bis zu zwölf Monate lang.

Wirkungen

Rapsöl hat mit rund 63 Prozent der einfach ungesättigten Ölsäure, 36 Prozent der mehrfach ungesättigten Alpha-Linolensäure und nur sechs bis acht Prozent gesättigter Fettsäuren eine optimale Zusammensetzung. Darüber hinaus enthält es die Vitamine A und E. Rapsöl reguliert den Fettstoffwechsel und schützt vor Herz-Kreislauf-Krankheiten wie Arteriosklerose und Herzinfarkt.

Sesamöl

Sesamöl gewinnt man aus den Samen von *Sesamum indicum L.*, der zur Familie der Sesamgewächse gehört. Sesam ist eine der ältesten Kulturpflanzen und war bereits im Altertum als Ölpflanze sehr geschätzt. Dabei wird zwischen hellem und dunklem Sesamöl unterschieden: Während das helle Öl aus den naturbelassenen Sesamsamen gewonnen wird, werden die Samen beim dunklen Sesamöl vor dem Pressen für kurze Zeit geröstet. Dadurch erhält das Öl eine kräftige Farbe und einen würzigen Geschmack.

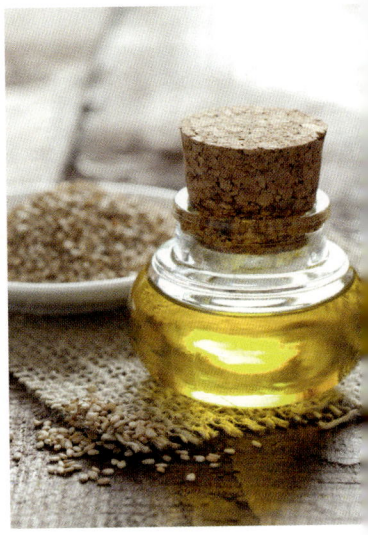

Sesam kommt ursprünglich aus Afrika und Indien.

Lagerung und Haltbarkeit

Im Vergleich zu anderen Pflanzenölen ist Sesamöl sehr lang haltbar: Ungeöffnet ist es auch nach etwa 12 Monaten noch frisch. Den Inhalt einer angebrochenen Flasche sollten Sie innerhalb von drei Monaten aufbrauchen.

Wirkungen

Sesamöl besitzt ebenfalls eine gesundheitlich günstige Zusammensetzung an Fettsäuren, und es ist reich an Mineralstoffen, Spurenelementen sowie Lecithin. Es stärkt die Herzfunktion, reduziert schädliches Cholesterin, hilft Osteoporose vorzubeugen und festigt Knochen und Zähne. Im Ayurveda spielt Sesamöl eine zentrale Rolle bei vielen Behandlungen (S. 5ff.). Das liegt auch daran, dass es ideal gegen trockene und schuppige Haut und daher sehr gut als Massageöl geeignet ist.

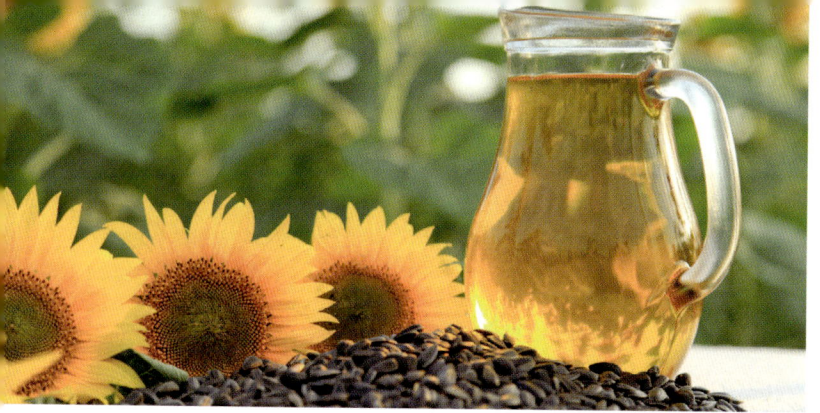

Sonnenblumenöl ist aufgrund seines Gehalts an mehrfach unge-sättigten Fettsäuren eines der wertvollsten Öle.

Sonnenblumenöl

Die Sonnenblume (*Helianthus annuus*) ist nicht nur schön anzusehen, sie versorgt uns auch mit einem kostbaren Öl, das aus ihren knackigen Kernen gewonnen wird. Diese werden vor dem Pressen gereinigt, getrocknet und je nach Ölsorte geschält. Werden ungeschälte oder teilweise geschälte Kerne weiter verarbeitet, erhält das Öl eine dunkelgelbe Farbe und einen sehr würzigen Geschmack. Kalt gepresste Sonnen-blumenöle werden in Schneckenpressen kleiner Ölmühlen hergestellt. Durch diese schonende Behandlung bleiben die wertvollen Vitamine und Fettsäuren erhalten.

Lagerung und Haltbarkeit

Sonnenblumenöl ist sehr lichtempfindlich und sollte deshalb kühl und dunkel gelagert werden. In original verschlossenen Flaschen ist das Öl bis zu einem Jahr haltbar. Ist der Behälter bereits geöffnet, empfiehlt sich die Lagerung im Kühlschrank.

Wirkungen

Sonnenblumenöl hat einen hohen Gehalt an mehrfach unge-sättigten Fettsäuren von 65 Prozent. Darüber hinaus liefert es uns Magnesium und Kalzium, die Spurenelemente Phosphor, Silizium und Fluor sowie die Vitamin B, D und E. Sonnenblumenöl enthält sogar mehr Vitamin D als Lebertran und mehr B-Vitamine als Weizenkeimöl (siehe unten). Das Öl senkt den Gehalt an LDL-Cholesterin, beugt Herz- und Kreislauf-Erkrankungen vor und hilft gegen Darmträgheit.

Weizenkeimöl

Das aus den Keimen der uralten Kulturpflanze Weizen (*Triticum vulgare*) hergestellte Öl gehört mit zu den teuersten Pflanzenölen. Das liegt an der geringen Ölausbeute: Für nur einen Liter Weizenkeimöl bedarf es stolzer 16.000 Kilogramm Weizen. Aus ihnen wird durch eine äußerst schonende Kaltpressung, bei der es lediglich zu einer handwarmen Erwärmung kommt, das goldgelbe Öl gewonnen.

Lagerung und Haltbarkeit

Weizenkeimöl sollte wie fast alle Pflanzenöle lichtgeschützt und kühl gelagert werden. In noch ungeöffneten Flaschen hält es sich bis zu einem Jahr. Öl aus geöffneten Behältern sollte innerhalb von sechs bis acht Wochen aufgebraucht und bis dahin am besten im Kühlschrank gelagert werden.

Wirkungen

Weizenkeimöl hat mit 64 Prozent einen sehr hohen Gehalt an mehrfach ungesättigten Fettsäuren, überwiegend Linol- und Linolensäure. Bemerkenswert ist sein Anteil an Vitamin E und Magnesium: Bereits ein Esslöffel Weizenkeimöl deckt den täglichen Vitamin-E-Bedarf eines Erwachsenen, vier Esslöffel Weizenkeime pur decken den halben Tagesbedarf an Magnesium. Weizenkeimöl stärkt das Immunsystem, reguliert den Fettstoffwechsel und schützt vor Herz- und Kreislauf-Erkrankungen.

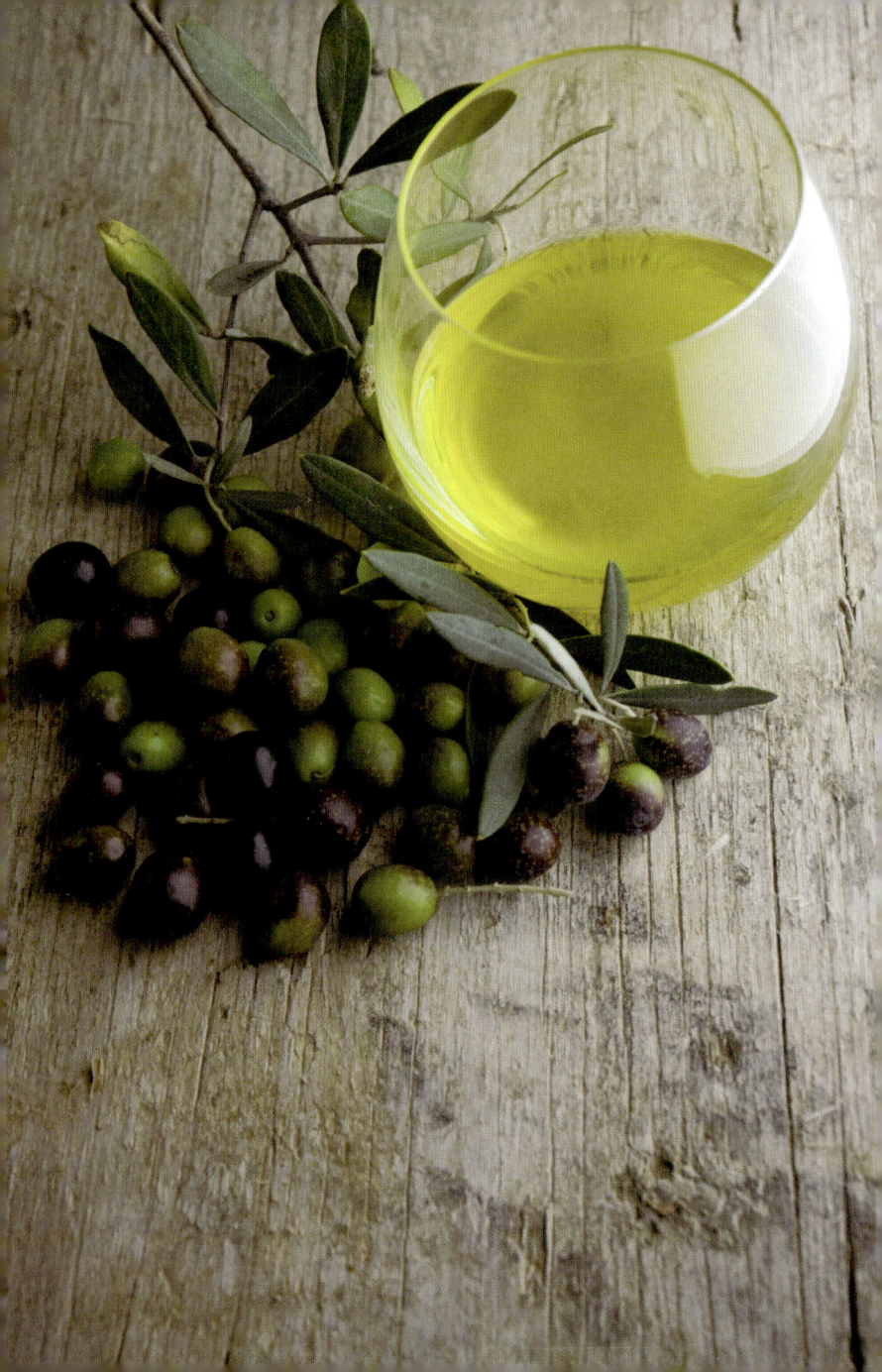

Passende Begleitung

Das Ölziehen lässt sich mit weiteren Maßnahmen zur Entschlackung und Entgiftung wunderbar ergänzen und unterstützen. Einige davon können Sie in Ihren täglichen Alltag integrieren. Andere empfehlen sich in regelmäßigen Abständen zur Durchführung als Kur.

In guter Gesellschaft

Sie können die Wirkungen des Ölziehens mit einfachen Mitteln, welche die Ausscheidung von Schadstoffen aus dem Körper auch fördern, noch verstärken. Dazu bietet Ihnen – allen voran – die tägliche Ernährung viele Gelegenheiten wie auch regelmäßige körperliche Aktivität. Sie regt Stoffwechsel und Kreislauf an und bringt entsprechend Altlasten auf Trab und schafft sie aus unserem Körper.

Entlastung auf dem Teller

Mit der richtigen Ernährung lässt sich enorm viel dazu beitragen, dass der Körper von Stoffwechselschlacken, Gift- und Schadstoffen befreit wird. Das gelingt Ihnen, indem Sie bei der Zusammenstellung Ihres Speiseplans den Fokus auf jene Nahrungsmittel legen, die den Körper entschlacken und

Das sollte täglich auf Ihrem Programm stehen

- ▸ Zwei bis drei Liter stilles Wasser und Kräutertee trinken
- ▸ Ballaststoffreiche Ernährung
- ▸ Ausreichende Zufuhr von Vitalstoffen
- ▸ Viel körperliche Bewegung
- ▸ Möglichst wenig negativer Stress

entlasten. Dabei handelt es sich nahezu ausschließlich um basische Lebensmittel. Um die Ausscheidung von Schlacken und anderen schädlichen Stoffen anzuregen, gilt es daher, möglichst viel basische Kost zu sich zu nehmen: doppelt so viel wie saure Kost.

Säureüberschuss schadet auf allen Ebenen

Die meisten von uns servieren sich zu viele säurebildende Nahrungsmittel. Das hat zahlreiche negative Konsequenzen. Denn der Überschuss an Säuren bringt das empfindliche Säure-Basen-Gleichgewicht aus seiner Balance, was sich vielfach bemerkbar macht. Unter anderem werden durch die Übersäuerung die Abwehrkräfte geschwächt und chronische Schmerzen in Gelenken und Bandscheiben hervorgerufen. Häufige Kopfschmerzen, schnelle Ermüdbarkeit und schlechte Konzentration sind weitere Folgen des Säureüberschusses im Körper. Auch das Aussehen wird in Mitleidenschaft gezogen, beispielsweise gehen auch gereizte Haut, verstärkte Faltenbildung und Bindegewebsschwäche auf das Konto einer anhaltend säurelastigen Ernährung. Der Säureüberschuss behindert die Ausscheidung von Schlacken, Schad- und Giftstoffen und ist mit ein Grund für die genannten Beschwerden. Normalerweise werden Schlacken und Giftstoffe regelmäßig abgebaut – diese natürliche Regulation ist jedoch durch die Übersäuerung beeinträchtigt. So lagert der Körper immer mehr Säurereste ein, was auf direktem Weg zur Verschlackung des Körpers führt. Was diese bewirkt, wurde bereits dargelegt (S. 13ff.).

Essen nach der Formel 2 zu 1

Was lässt sich gegen die schädliche Übersäuerung tun? Reichlich basenbildende Nahrungsmittel essen und Säurebildner weitgehend vom Speiseplan streichen. Das entlastet, vitalisiert und bringt wieder neue Energie, ähnlich wie bei einem gründlichen Frühjahrsputz. Zudem lässt sich dadurch verhindern, dass der Körper überhaupt erst zu viele Schlacken anlagert.

Ernährungsexperten empfehlen, über den Tag verteilt siebzig Prozent basische und dreißig Prozent saure Kost zu sich nehmen. Das heißt, Ihre Ernährung sollte zu zwei Dritteln aus Basenbildnern und nur zu einem Drittel aus Säurebildnern bestehen. Das klingt wesentlich komplizierter, als es ist. Zudem ist die Formel 2 zu 1 kein Dogma: Wenn das Verhältnis Basenbildner zu Säurebildner den einen oder anderen Tag nicht ausgewogen ist, gelingt das am nächsten wieder ganz bestimmt. Weiterhin bedeutet diese Empfehlung auch nicht, dass gar keine säurebildenden Nahrungsmittel mehr gegessen werden dürfen: Zu einer ausgewogenen, gesunden Ernährung gehören sowohl Basen- als auch Säurebildner, jedoch in den richtigen Mengenverhältnissen.

So kommen Sie ins Säure-Basen-Gleichgewicht

Was ist basisch und was sauer? Was gehört zu den Nahrungsmitteln, die Basen bilden und deshalb Basenbildner genannt werden? Was dagegen zu jenen, die Säuren bilden, die so genannten Säurebildner?

Auf einen Nenner gebracht, lässt sich sagen: Alles, was tierisch ist, ist sauer. Zu Tierischem gehören neben Wurst,

Basica zur Ergänzung der Nahrung

Basica, ein fertiges Präparat aus der Apotheke, enthält eine ausgewogene Kombination basischer Mineralstoffe und Spurenelemente. Diese Mineralstoffe tragen zur Harmonisierung des Säure-Basen-Haushalts bei, und die Spurenelemente ergänzen die Nahrung im Sinne einer wertvollen Ernährung.

Fleisch und Fisch auch Eier und Milchprodukte. Ebenso gehören fast alle Nüsse und Getreidesorten zu den Säurebildnern. Basisch sind Gemüse und Obst, Kartoffeln und frische Kräuter: Werden sie im Stoffwechsel abgebaut, entstehen sehr viele Basen. Diese binden die überschüssigen freien

Basenbildende Nahrungsmittel

▸ Stille Mineralwässer
▸ Kräutertees
▸ Kaffee, nicht zu stark geröstet, am besten als Espresso
▸ Die meisten Gemüsesorten (außer siehe Säurebildner)
▸ Pilze
▸ Sprossen
▸ Gemüsebrühe
▸ Frische Kräuter (außer Kresse)
▸ Die meisten Obstsorten, vor allem Banane und Kokosnuss
▸ Dörrobst
▸ Birnendicksaft
▸ Rohmilch
▸ Molke
▸ Rohsahne (nicht pasteurisiert)
▸ Süßrahmbutter
▸ Soja-Erzeugnisse
▸ Olivenöl
▸ Meeresfrüchte

Säurebildende Nahrungsmittel

▸ Alkoholische Getränke
▸ Einige Gemüsearten: Artischocken, Rosenkohl, Spargel, Spinat
▸ Alle Getreide (außer Hirse)
▸ Hülsenfrüchte
▸ Unreife Früchte
▸ Obst wie Zitrusfrüchte und Rhabarber
▸ Alle Nüsse (außer Mandeln und Walnüsse)
▸ Zucker
▸ Alle Süßwaren
▸ Käse
▸ Quark
▸ Eier
▸ Fleisch und Wurstwaren
▸ Fleischbrühe

Säuren und harmonisieren damit den Säure-Basen-Haushalt wieder. Links finden Sie zu Ihrer Orientierung einen Überblick über Basen- und Säurebildner in unserer Nahrung.

Entschlackungs-Kicks

Einige Nahrungsmittel sind besonders gut zur Entschlackung und Entlastung geeignet. Was Ihnen in dieser Hinsicht einen richtigen Kick gibt, sind vor allem Ananas, Kiwi, Mango und Papaya. Sie enthalten viele Enzyme, die den Stoffwechsel intensiv anregen und die Verdauung fördern. Darmreinigung ist bei diesem Obst mithin inklusive! Nehmen Sie auch häufig Heidelbeeren, Himbeeren, Erdbeeren und Melonen zu sich, die überdies auch noch entwässern.

Den Entschlackungs-Kick mit den Gemüsesorten servieren Sie sich vor allem mit den bitteren Vertretern wie beispielsweise Chicorée und Rucola. Sie fördern auch die Funktion der Leber und der Galle und wirken damit zusätzlich entgiftend. Weiterhin sehr empfehlenswerte Entschlacker sind Brokkoli, Paprika, Rote Bete, Fenchel, Zucchini und Karotten. Bislang unerwähnt blieb Reis. Er ist ideal zur Entschlackung und Entwässerung geeignet. Nicht umsonst werden mit ihm eigene Entlastungstage durchgeführt (siehe unten). Wichtig ist ferner, dass Sie täglich reichlich Wasser ohne Kohlensäure trinken. Stilles Wasser steht ganz oben auf der Liste der entschlackenden und basenbildenden Lebensmittel. Um besser zu entschlacken, sollten Sie übrigens ab etwa 14 Uhr auf frisches Obst und Rohkost verzichten, um die Verdauung nicht zu stark anzuregen.

Gönnen Sie Ihrem Körper eine Auszeit

Wunderbar geeignet, um das Verdauungssystem zu entlasten und den Körper von Schlackenstoffen zu befreien, sind regelmäßig zwei oder drei Tage im Monat, an denen Sie Ihrem

Körper eine Auszeit gönnen: Außer stillem Mineralwasser nehmen Sie nur Obst- und Gemüsesäfte, Obst oder Reis zu sich. Zugleich sollten Sie an diesen Tagen auf Genussmittel wie Kaffee, schwarzen Tee und natürlich Alkohol und Nikotin verzichten, denn dies würde die Entschlackung vermindern und Ihre Bemühungen weniger wirkungsvoll machen. Auch auf Kochsalz sollten Sie an den Auszeittagen verzichten. Andernfalls wird Wasser im Körper gebunden, und die Schlackenstoffe können nicht ausgeschwemmt werden. Ideal zum Entschlacken und Entwässern eignen sich zwei bis drei frische Ananas, die Sie im Laufe des Tages am besten einfach pur (ohne Süßmittel, Sahne oder andere Zutaten) essen. Die exotischen Früchte enthalten übrigens ein Enzym, welches die Eiweißverdauung anregt und dazu führt, dass Sie neben Stoffwechselschlacken und überschüssigem Wasser auch überflüssige Pfunde verlieren – ein regelmäßiger Genuss vorausgesetzt. Doch dies dürfte bei dem köstlich schmeckenden Obst ohnehin nicht schwerfallen. Darüber hinaus sind aber auch Reistage (d. h. Sie essen ausschließlich gekochten Reis) gut zur Entschlackung geeignet.

Detoxing – Entgiften mit Genuss

Über die Ernährung lässt sich – wie schon mehrmals erwähnt – eine ganze Menge tun, um zu vermeiden, dass unser Körper gewissermaßen „zumüllt". Eine wirksame Variante auf den Tellern ist Detoxing. *Detox* heißt „entgiften", es macht derzeit Furore, wenn es darum geht, im Körper „aufzuräumen". Kein Wunder, denn die einfachen Dinge sind oft die besten – das gilt vor allem für die Nahrung, die wir täglich zu uns nehmen. Naturbelassene und unverarbeitete Lebensmittel sollten frei von Zusatzstoffen, Geschmacksverstärkern und Farbstoffen sein. Das hilft dem Körper, angesammelte Gift- und Schadstoffe auszuscheiden: Das ist das Prinzip von Detoxing.

Bürsten Sie Schlacken weg

Trockenbürsten ist eine bewährte Maßnahme zur Förderung der Entschlackung: Das Bürsten der Haut regt Durchblutung, Hautstoffwechsel und Kreislauf an. Giftstoffe werden besser abtransportiert und die Haut von überflüssigen Hornschuppen befreit. Das Gewebe strafft sich, und die Haut wird aufnahmefähiger für pflegende Cremes und Öle. Zudem fühlt man sich nach einer Trockenbürstenmassage körperlich wie seelisch erfrischt, ist wieder entspannt und fit für den Tag: Wer morgens Anlaufschwierigkeiten hat und schwer in die Gänge kommt, für den gibt es fast nichts Besseres. Trockenbürsten sollte deshalb nicht nur im Hinblick auf eine Entschlackung und Entgiftung zum festen Bestandteil der täglichen Körperpflege gehören. Was Sie dazu brauchen, ist lediglich eine Massagebürste aus Naturfasern mit Schlaufe oder Griff. Gut ist auch ein Sisalhandschuh (alles aus Apotheken und Reformhäusern). Und so wird's gemacht:

▸ Beginnen Sie am rechten Fußrücken, bürsten Sie über die Fußsohle und anschließend kreisförmig hoch über den Oberschenkel bis zum Po.

▸ Mit dem linken Bein verfahren Sie genauso, und im Anschluss bürsten Sie den Po.

▸ Am Oberkörper beginnen Sie am rechten Handrücken, dann bürsten Sie jeweils in Längsrichtung die Außenseite des Arms und anschließend die Innenseite. Genauso verfahren Sie mit dem linken Arm.

▸ Nun bürsten Sie die Brust in Richtung Brustbein (liegt in der Mitte), den Bauch im Uhrzeigersinn und den Nacken zu den Schultern hin. Am Schluss kommt der Rücken dran.

Bei Hautverletzungen und -entzündungen, Schuppenflechte, Akne und Schilddrüsenüberfunktion sollten Sie Trockenbürstenmassagen nicht durchführen. Auch bei entzündeten Krampfadern sollten Sie von einer Bürstenmassage der betreffenden Areale absehen.

Altlasten entsorgen

Detoxing hilft Leber und Nieren dabei, den angesammelten Unrat – wie beispielsweise Harnstoff, Harnsäure und Schwefel – zu beseitigen. Dieses Entsorgen bringt Energie und Lebensfreude zurück, es verhilft zu mehr Vitalität und Zufriedenheit und vermittelt uns ein besseres Körperbewusstsein. Denn Detox hilft auch dabei, besser auf die Bedürfnisse des Körpers zu achten. Bewusster und maßvoller zu essen, weniger tierische Fette, Eiweiß und Zucker, Kräutertees statt Kaffee, Reis und Gemüse statt Cordon bleu zu sich zu nehmen – aus den üblichen Essgewohnheiten also auszuscheren, und sei es nur für ein paar Tage. Das tut dem Körper sehr gut. Und es befreit darüber hinaus den Geist. Schließlich geht es bei Detox nicht nur um ein gesünderes Essverhalten, sondern auch um eine mentale Entrümpelung. Deshalb steht auch positives Denken mit auf dem Detox-Programm. Denn Stoffwechselschlacken und Schadstoffe sind nicht nur als plumpe Abfallprodukte der Verdauung, sondern auch als Seelenmüll zu sehen.

Das Konzept von Detox

Geht es bei Detox um Verzicht, Fasten und Kalorien zählen? Keineswegs. Bei Detoxing geht es nicht um ein Weniger an Gewicht, sondern um ein Mehr an Wohlbefinden. Ziel ist nicht Abnahme, sondern Zunahme an körperlichem Bewusstsein, Vitalität und Lebensfreude.

Was wegfällt, ist alles, was den Organismus unnötig belastet. Das bedeutet konkret: Fertiggerichte, Paniertes und Frittiertes, Süßstoffe und Zuckerersatzstoffe sowie schlechte Fette wie gesättigte Fettsäuren. Ebenso tabu sind Weißmehlprodukte, weißer Zucker sowie Nikotin und Alkohol. Und nicht zuletzt: Fernseher und Radio ausschalten, um wieder einmal mit allen Sinnen langsam und bewusst zu genießen.

Was auf den Tisch kommt

Welche Nahrungsmittel sollte man zur Unterstützung der Entgiftung essen, welche sollte man vermeiden? Sieben goldene Regeln:

Erste Detox-Regel

Essen: Seefische wie Heilbutt und Lachs, die reich an wertvollen Omega-3-Fettsäuren sind

Vermeiden: Rind-, Schweine- und Lammfleisch sowie Geflügel

Zweite Detox-Regel

Essen: Naturbelassene Süßmittel wie Bienenhonig und Ahornsirup in Maßen

Vermeiden: Raffinierten weißen Zucker, Maltose und künstlichen Süßstoff

Dritte Detox-Regel

Essen: Aromatische Kräuter und Gewürze, die die Verdauung fördern, wie beispielsweise Basilikum, Kreuzkümmel, Rosmarin und Ingwer

Vermeiden: Fertigbrühen und -saucen, Senf, Ketchup, Mayonnaise, Sojasauce

Vierte Detox-Regel

Essen: Naturbelassene und ballaststoffreiche Getreide, wie wilden Reis, Buchweizen, Hafer und Amaranth, allerdings unverarbeitet und nicht in Form von Brot oder Teigwaren

Vermeiden: Weizen, Roggen und Weißmehlprodukte, fertiges Müsli, Cornflakes, Kracker und Kekse

Fünfte Detox-Regel

Essen: Pflanzliche, kalt gepresste Öle, wie Sesam-, Raps- und Olivenöl

Vermeiden: Gesättigte und tierische Fette sowie raffinierte Öle

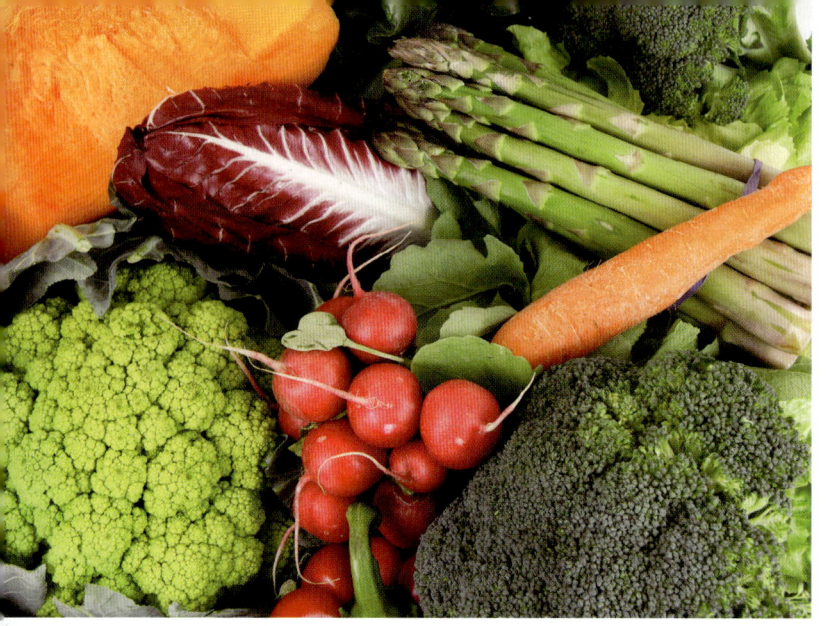

Detoxing ist Entgiften mit Genuss: Beim Gemüse sollte man auf Kartoffeln und Tomaten verzichten und dafür reichlich Blattgemüse servieren.

Sechste Detox-Regel

Essen: Nicht geröstete, ungesalzene Nüsse und Samen wie Mandeln, Walnüsse, Kürbis- und Sonnenblumenkerne, Hülsenfrüchte wie Bohnen, Linsen und Kichererbsen
Vermeiden: Eiweißlieferanten wie Milch- und Sojaprodukte sowie Eier

Siebte Detox-Regel

Essen: Grüne Blattgemüse, die reich an Antioxidantien sind (fangen schädliche freie Radikale ab), wie Spinat, Mangold und Grünkohl, sowie andere farbige Gemüse wie Kürbis und Möhren
Vermeiden: Nachtschattengewächse wie Kartoffeln, Tomaten und Auberginen

Zeigt her Eure Zungen...

Unsere Zunge gilt in alten Medizintraditionen, zum Beispiel im Ayurveda (S. 6ff.), als Indikator für unser Wohlbefinden. Anhand ihrer Beschaffenheit – ob sie geschwollen oder eingeschrumpft wirkt, belegt ist und wie der Belag aussieht – kann ein Ayurveda-Arzt Ursachenforschung für Krankheiten betreiben. Ist eine Zunge mit vielen Schlacken belegt, die aus abgestorbenen Zellen, Speiseresten und Bakterien bestehen, kann er Rückschlüsse auf bestimmte erkrankte Organe, wie Magen und Darm, ziehen. Oft entsteht ein Zungenbelag durch schlechtes Kauen des Nahrungsbreis. Ist die Oberfläche der Zunge hingegen rissig, so kann dies beispielsweise auf Nieren- oder Magenprobleme hinweisen.

Dass die Zunge so wichtige Hinweise über den Gesundheitszustand eines Menschen gibt, liegt unter anderem daran, dass sie in nicht unerheblichem Maße mit an der Ausleitung von Schlacken und Schadstoffen beteiligt ist (S. 20). Zur morgendlichen Mundhygiene sollte deshalb die Säuberung der Zunge von diesen Absonderungen gehören. Sie lagern sich als Beläge auf der Zunge ab und können einfach entfernt werden. Verwenden Sie dazu einen flachen Holzspatel, einen Löffel oder eine Zahnbürste, die Sie nur zu diesem Zweck benutzen und mit deren Hilfe Sie den Belag abschaben (vgl. S. 37: „Schaben und massieren").

Tipp: Unsere Lippenhaut ist besonders zart und bedarf daher auch besonderer Pflege. Da sie keine Talgdrüsen besitzt, empfiehlt sich regelmäßiges Eincremen mit Jojobaöl oder Kakaobutter. Sie können mit den öl- und fetthaltigen Substanzen auch die Mundpartie ober- und unterhalb Ihrer Lippen einmassieren. So schützen Sie diese vor Falten und Ihre Lippen vor Sprödigkeit und Rissen. Gerade bei Kälte oder zu starker Einwirkung von Sonne und Salzwasser, zum Beispiel im Urlaub, sollten Sie auf genügend Feuchtigkeit Ihrer Lippen achten.

Ihr Sieben-Tage-Plan

Erster Tag: „Klar Schiff"

Heute beginnt Ihr Kurzurlaub vom gewohnten Ernährungsalltag. Was jetzt gegessen wird, gibt Ihrem Körper die Gelegenheit zu einer Rundum-Erholung. Für heute und die nächsten sechs Tage gilt:

▸ Trinken Sie täglich acht Gläser gefiltertes Wasser!

▸ Trinken Sie weder Kaffee noch Tee noch andere koffeinhaltige Getränke. Verzichten Sie auf Alkohol und Nikotin.

▸ Achten Sie darauf, dass die Getränke keine Kohlensäure enthalten.

▸ Ihre Mahlzeiten sollten Sie statt mit raffiniertem Zucker oder künstlichen Süßstoffen besser mit Honig und Ahornsirup süßen.

▸ Verzichten Sie auf Weißmehlprodukte.

▸ Nehmen Sie statt Fleisch und Geflügel besser Fisch, wie Wildlachs oder Heilbutt, außerdem Hülsenfrüchte, Keime, Sprossen sowie ungesalzene, ungeröstete Nüsse zu sich.

▸ Achten Sie darauf, dass die Lebensmittel aus kontrolliert biologischem Anbau kommen.

Zweiter Tag: „Kraftfutter"

Nachdem die wichtigsten Nahrungssünden vom Tisch sind, gibt es nun welche, die aufbauen. Gerade heute ist es wichtig, viel Wasser zu trinken und zwischendurch Nüsse zu essen, um das Energieniveau hochzuhalten.

▸ Essen Sie reichlich farbige Gemüse, wie Kürbis und Möhren, sowie grüne Blattgemüse und Salate.

▸ Streichen Sie Nachtschattengewächse wie Tomaten, Kartoffeln und Auberginen.

▸ Essen Sie viel frisches Obst. Tabu sind Zitrusfrüchte, Trockenobst und Obst aus Konserven.

▸ Würzen Sie mit frischen Kräutern.

Dritter Tag: „Milchpause"

▸ Lassen Sie heute Milch und Milchprodukte weg. Nehmen Sie dafür Mandel- oder Reismilch.

▸ Essen Sie weder Eier noch Sojaprodukte.

▸ Geben Sie Kürbis- oder Sonnenblumenkerne an die Speisen. Und knabbern Sie einfach zwischendurch ungesalzene, nicht geröstete Nüsse.

▸ Leckere Snacks für zwischendurch sind Apfelscheiben mit einem Klecks Nussbutter, gestiftelte Möhren oder gekühlte Trauben.

Vierter Tag: „Gute Körner"

Die letzte Kursänderung auf dem Teller stellen naturbelassene Getreide dar. Konzentrieren Sie sich zudem intensiv auf den Reinigungsprozess. Damit unterstützen Sie Ihren Körper auch mental bei seinen Aufräumarbeiten.

▸ Lassen Sie Produkte aus Mais (z. B. Tortilla-Chips) und Weizen sowie Backwaren und süßes Gebäck weg.

▸ Essen Sie Amaranth, Natur- und Wildreis, Buchweizen, Hirse oder Hafer.

▸ Verwenden Sie Oliven-, Sesam- und Rapsöl.

Fünfter Tag: „Runterkommen"

Rundum verwöhnen lautet das Motto der nächsten zwei Tage. Ihr Körper braucht Energie, um sich zu entgiften – was der Stoffwechsel bekommt, fehlt vorübergehend anderswo. Das gibt Ihnen aber Gelegenheit, einmal innezuhalten, sich zu besinnen und den Blick nach innen zu richten.

▸ Haben Sie Lust auf Schokolade oder ein Tässchen Kaffee? Belohnen Sie sich lieber mit sanfter Bewegung wie Spazierengehen, Walken oder Gymnastik. Ihre Gelüste haben Sie danach vergessen.

Sechster Tag: „Verwöhnen"

Gönnen Sie sich heute ein umfassendes Pflege-Programm. Hier ein paar Ideen:

▸ Nehmen Sie eine warme Dusche, und machen Sie dann ein Ganz-Körper-Peeling, zum Beispiel mit Meersalz. Dabei wird das Salz in kreisenden Bewegungen auf die nasse Haut einmassiert und dann abgeduscht. Danach verwöhnen Sie sich mit einem reichhaltigen Pflegeöl.

▸ Sie können sich auch massieren lassen.

▸ Machen Sie ein Gesichtsdampfbad, um die Haut bei der Reinigung zu unterstützen. Geben Sie dazu einige Tropfen Eukalyptusöl oder einfach eine Tasse Kamillentee in eine Schüssel mit heißem Wasser. Dann legen Sie ein Handtuch über den Kopf, beugen das Gesicht über die Schüssel und lassen die aufsteigenden Dämpfe zehn Minuten einwirken. Dann trocknen Sie sich ab und gehen eine halbe Stunde nicht an die frische Luft.

Siebter Tag: „Bilanz ziehen"

Wie fühlen Sie sich am letzten Detox-Tag? Möchten Sie wieder wie vorher essen oder weiter entgiften? Wie auch immer – spüren Sie, wie stark Sie sich körperlich und seelisch fühlen. Vielleicht bauen Sie Detox nun regelmäßig in Ihr Gesundheitsprogramm ein.

▸ Wenn Sie wieder anfangen, zu essen wie gewohnt, dann bitte schrittweise! Nehmen Sie die Speisen, die Sie zuvor gemieden haben, erst langsam nach und nach zu sich. Und kontrollieren Sie, wie es Ihnen geht. Manches bekommt Ihnen möglicherweise nicht mehr so wie früher. Das wäre eine gute Gelegenheit, eingefahrenes Essverhalten zu ändern.

Natürlich entschlacken

Es gibt auch eine ganze Reihe naturheilkundlicher Möglichkeiten, dem Körper bei seinen Aufräumarbeiten zu helfen. Nachfolgend eine Auswahl bewährter Methoden zur Entschlackung und Entgiftung:

Heilpflanzen

In der grünen Apotheke wächst einiges, was den Körper von Stoffwechselschlacken und Giftstoffen zu befreien hilft. Einige dieser Vertreter aus der Flora lernen Sie weiter unten kennen. Nicht wenige dieser Heilpflanzen werden traditionell auch im Rahmen der so genannten Frühjahrskuren angewendet. Die seit vielen Generationen in der Volksheilkunde – nicht nur unserer – bewährten Kuren heißen so, weil sie am besten nach den kalten Wintermonaten durchgeführt werden sollten.

Zubereitung von Tees

Tees sind die bekannteste und häufigste Art, um die Wirkungen heilkräftiger Pflanzen zu nutzen – ob aus einer einzigen Pflanze oder als Mischung. Tees sind einfach und unkompli-

Entlastendes aus der grünen Apotheke

Zur Entgiftung mit Heilpflanzen empfiehlt sich eine Teekur über einen längeren Zeitraum; trinken Sie vier Wochen lang mehrmals täglich eine Tasse des Entschlackungstees, wahlweise:

- Artischocke
- Bärentrauben-
  blätter
- Brennnessel
- Hagebutte
- Ingwer
- Löwenzahn
- Mate
- Petersilie
- Schachtelhalm
- Spargel
- Wacholder

ziert in der Zubereitung wie bei der Anwendung. Sie bieten sich auch für längere Kuren an. Als Grundregel bei der Zubereitung gilt: Wurzeln und härtere Pflanzenteile werden mit kaltem Wasser angesetzt und anschließend zum Kochen gebracht. Blüten und Blätter hingegen überbrühen Sie mit siedendem Wasser. Sie dürfen nicht gekocht werden, um keine wertvollen Inhaltsstoffe zu verlieren.

Hier das Grundrezept, das Sie zur Bereitung von Tees aus jeder beliebigen der genannten entschlackenden und entgiftenden Heilpflanzen nutzen können.

▸ Bringen Sie einen Viertelliter Wasser zum Kochen, gießen Sie es anschließend über die getrockneten Kräuter und lassen Sie den Tee zehn Minuten ziehen.
▸ Gießen Sie den Tee durch ein Sieb ab.
▸ Sind in dem Teegemisch Wurzeln oder Rinden enthalten, empfiehlt sich eine Abkochung. Dazu legen Sie die festen Bestandteile der Pflanze in einen Viertelliter kaltes Wasser und bringen es zum Kochen.
▸ Die Pflanzenteile lassen Sie bis zu acht Minuten in dem kochenden Wasser ziehen. Anschließend nehmen Sie den Tee von der Kochstelle.
▸ Fügen Sie dann Blüten und Blätter hinzu, sofern das Teerezept dies vorsieht.
▸ Die festen Pflanzenteile nehmen Sie nach weiteren fünf Minuten aus dem Wasser, den Rest lassen Sie noch insgesamt zehn Minuten lang ziehen.
▸ Dann den Tee ebenfalls durch ein Sieb abgießen.

Einige der empfohlenen Heilpflanzen lernen Sie nun etwas genauer kennen. Denn neben ihren entschlackenden und entgiftenden Eigenschaften haben sie noch andere gute Wirkungen für unsere Gesundheit zu bieten.

Artischocke (*Cynara scolymus*)

Blüte mit Heilwirkung: Was wir essen und was zu medizinischen Zwecken verwendet wird, sind die Blütenblätter der Distelpflanze *Cynara scolymus*. Da Artischocken in schönem leuchtenden Violett blühen, eignen sie sich auch als Dekoration, beispielsweise für den Esstisch oder die Fensterbank. Die Blütenstände der Artischocke werden bereits seit der Antike zur Unterstützung der Leber- und Gallefunktionen sowie zur Entschlackung und Entgiftung eingesetzt. Darüber hinaus

Distelblüten als gesundes Fingerfood

Der Blütenkopf der Artischocke, ganz einfach in Wasser gekocht, ist eine edle Vorspeise – Messer und Gabel können Sie dabei getrost beiseitelegen, da die Blätter mit den Fingern einzeln abgezupft und in Saucen und würzige Dips getunkt werden. Fingerfood, urgesund und ideal für Figurbewusste: Mit 91 Kilokalorien pro 100 Gramm ist die Artischocke ein echtes Leichtgewicht. Übrigens auch für Diabetiker sehr zu empfehlen, denn die enthaltene Stärke, das Inulin, belastet den Blutzucker nicht. Brechen oder schneiden Sie vor dem Kochen den Stiel direkt unter dem Blütenansatz ab, ebenso die untersten drei bis vier harten Hüllblätter. Dann stutzen Sie die stacheligen Spitzen der restlichen Blätter mit einer Küchenschere und kochen die Artischocken etwa dreißig Minuten in reichlich Wasser mit einer Prise Salz und etwas Zitronensaft. Sobald sich die Blätter leicht herauszupfen lassen, sind die Artischocken servierbereit. Legen Sie jeweils einen Artischockenkopf auf einen Teller, und schon kann es ans gesunde Genießen gehen: Blatt für Blatt streift man das saftige Fleisch im Inneren mit den Zähnen ab. Auf diese Weise arbeitet man sich bis in das Innere der Distelblüte vor, den zarten Artischockenboden, der das Beste an diesem Gemüse ist.

fördern sie die Verdauung, regulieren den Blutfettspiegel, regen den Stoffwechsel an und wirken antioxidativ – sie schützen mithin vor den schädlichen Wirkungen freier Radikale. Das alte Wissen um die Wirkungen der Blätter von *Cynara scolymus* ist heute durch eine ganze Reihe von Untersuchungen und klinischen Studien belegt. Sie bestätigen den positiven Einfluss auf die Entschlackung und Entgiftung des Körpers. Fertige Zubereitungen mit Artischocken gibt es als Presssaft sowie als Extrakt – jeweils aus den Blättern gewonnen. Empfehlenswerte Präparate mit Extrakten aus Artischockenblättern sind beispielsweise Carmol-Magen-Galle-Darm-Tropfen, Cholagogum-Nattermann-Artischocke-Kapseln, Hepar-SL-forte oder Hewechol-Artischocken-Dragees.

Brennnessel (*Urtica dioica, Urtica urens*)

Brennnesseln werden seit jeher nicht nur als Gewürz oder Gemüse verwendet, sondern wurden schon immer zu Heilzwecken angewandt. So waren die entschlackenden und stoffwechselanregenden Wirkungen der Brennnessel bereits sehr früh bekannt. Die Inhaltsstoffe der Brennnessel wirken harntreibend, entwässernd, entschlackend und regen den Stoffwechsel an. Zudem hemmen sie das Enzym Aromatase. Dadurch wird die Umwandelung des männlichen Geschlechtshormons Testosteron zu Dihydrotestosteron in der Prostata blockiert, ebenso wie die Synthese des so genannten Prostatic Growth Factor (PGF).
So bewährt sich die Brennnessel als Zutat in Teemischungen gegen Gicht, Rheuma, Leber- und Gallebeschwerden sowie zur Entschlackung und Entwässerung des Körpers. Brennnesseltee sowie diverse Präparate mit Brennnessel-Extrakten erhalten Sie in Apotheken und Drogerien; für eine Frühjahrs- oder Schlankheitskur empfiehlt sich beispielsweise auch Brennnesselsaft.

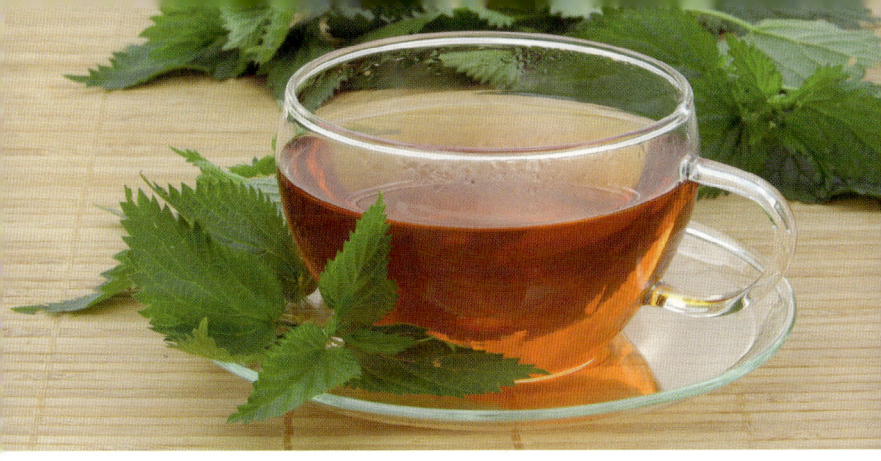

Brennnesseltee ist harntreibend, entzündungshemmend, blutbildend und blutreinigend. Er regt darüber hinaus den Stoffwechsel an.

Ingwer (*Zingiber officinale*)

Ingwer ist kein Alleskönner, aber ein Vielkönner, den es lohnt, näher kennen zu lernen: In den Wurzeln des Ingwers stecken sehr viele gesundheitsfördernde Stoffe. So gehört er in der Traditionellen Chinesischen Medizin seit Langem mit zu den „königlichen Pflanzen". Aber auch in anderen Ländern sind die runzeligen, geweihartigen Wurzeln seit Jahrtausenden geschätzt.

Ingwer verdankt seine reichen Wirkungen dem hohen Gehalt an ätherischen Ölen und Bitterstoffen. Diese sorgen nicht nur für den guten Entschlackungs- und Entgiftungseffekt des Ingwers. Sie senken ferner einen erhöhten LDL-Cholesterinspiegel und Blutdruck, fördern die Durchblutung, haben antioxidative Wirkungen, entblähen und fördern die Verdauung, stärken Herz und Immunsystem. Zudem wirkt Ingwer keimtötend, entzündungshemmend und schmerzlindernd. Er kann als Tee, als Tinktur oder als Pulver, vor allem bei Brechreiz, eingenommen werden. Ingwersaft ist darüber hinaus ein ausgezeichnetes Tonikum, das den Appetit und die Verdauung anregt. Um ihn zu gewinnen, schabt man ein

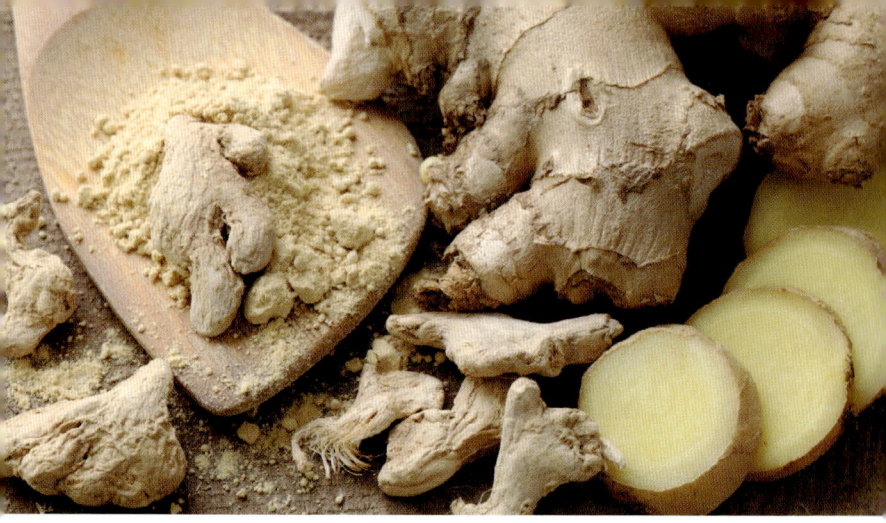

Ingwer enthält reichlich Vitamin C, Magnesium, Eisen, Kalzium, Kalium, Natrium und Phosphor. Er wirkt stark antibakteriell.

Wurzelstückchen mit einer Reibe und presst den Brei durch ein Leinentuch. Für einen Tee übergießen Sie ein Gramm (1 Teelöffel entspricht etwa drei Gramm) gepulverte Ingwerwurzel mit einer Tasse siedendem Wasser. Lassen Sie den Tee fünf Minuten ziehen, und seihen Sie ihn dann ab. Er sollte vor dem Essen getrunken werden.

Petersilie (*Petroselinum crispum*)

Wer hätte das gedacht: In unserem beliebten Küchenkraut wimmelt es nur so von gesundheitlich wertvollen Stoffen. Kein Wunder also, dass der Peterling – wie ihn der Volksmund auch nennt – schon so lang auch außerhalb der Küche geschätzt ist. Das liegt zum einen daran, dass die Petersilie überaus reich an Vitaminen und Mineralien ist. So decken bereits zwanzig Gramm gehackte Petersilie zwei Drittel des Tagesbedarfs an Vitamin C. An Mineralstoffen finden sich Eisen, Kalium und Kalzium, ferner enthalten sind Folsäure und Niacin. Die ätherischen Öle der Petersilie, Myristicin und Apiol, haben harntreibende und krampflösende Eigenschaften. Myristicin kommt auch in der Muskatnuss vor und hat eine leicht psychoaktive, berauschende Wirkung. Apiol regt Verdauungsvorgänge und Menstruation an, außerdem wirkt es leicht keimabtötend. Da der Petersilienstoff die Blutgefäße der Nieren erweitert, führt er zur Steigerung der Nierentätigkeit. Im Zusammenspiel mit Kalium ergibt sich ein ausgeprägter harntreibender Effekt.

So eignet sich Petersilie außer zur intensiven Entschlackung auch zur Entwässerung sowie zur Anregung der Verdauung und allgemeinen Stärkung. Dabei fördert Petersilie die Ausscheidung der Gift- und Schlackenstoffe über die Nieren auf sanfte Art, ohne dass dabei dem Körper zu viele Mineralstoffe entzogen werden.

Für eine Petersilienkur sollten Sie über drei Wochen hinweg täglich einige Stängel frischer Petersilie essen (am besten aus eigenem Anbau am Küchenfenster oder im Garten) und parallel dazu vier Tassen Petersilientee pro Tag trinken (S. 74). Nach den drei Wochen Petersilienkur machen Sie eine Pause von acht Wochen, in der Sie vollkommen auf den Genuss von Petersilie verzichten sollten. Während dieser Zeit sollten Sie sie auch nicht als Gewürz einsetzen.

Petersilie hat aber auch schmerzlindernde Eigenschaften und wirkt antiseptisch sowie entzündungshemmend. Nicht zuletzt ist die Petersilie ein hervorragendes Reinigungsmittel für fette, unreine Haut.

Rezept: Eine Handvoll frisches Petersilienkraut waschen, in ein Schraubdeckelglas geben und mit 100 ml 70-prozentigem Alkohol übergießen, fest verschließen und ein bis zwei Wochen stehen lassen. Dann durch einen Papierfilter gießen und mit 300 ml destilliertem Wasser versetzen. Mit dieser Tinktur können Sie bei fettiger Haut Ihre tägliche Gesichtsreinigung ideal ergänzen.

Kuren zur Entschlackung

Ein paar der erwähnten bewährten Frühjahrskuren (S. 73f.) seien hier aufgeführt:

Löwenzahnkur

Löwenzahn ist eine Paradepflanze zum Entschlacken und Entwässern, mit der Sie besonders im Frühling eine Kur durchführen sollten, sei es als Salat oder in flüssiger Form. Für den Salat ernten Sie die zarten, jungen Blätter, waschen diese gründlich und servieren sie zerkleinert und nach Belieben angemacht. Wenn Sie der Salatmarinade etwas Joghurt oder süße Sahne beigeben, verliert der Löwenzahn seinen leicht bitteren Geschmack. Zusätzlich nehmen Sie vier Wochen lang täglich vor dem Essen einen Esslöffel Löwenzahnsaft aus den Blättern und den Wurzeln ein. Diesen können Sie selbst pressen, was jedoch etwas aufwändig ist. Daher empfiehlt es sich, einen fertigen Löwenzahnsaft aus der Apotheke oder dem Reformhaus zu verwenden.

Brennnesselkur

Auch die Brennnessel ist eine entschlackende Heilpflanze. Ein Tee aus der Brennnessel ist in der Volksheilkunde sehr beliebt. Brennnesseltee regt die Nierenfunktionen an und erhöht damit die Harnausscheidung und entstaut etwaige Harnverhaltung.

Überbrühen Sie einen Teelöffel frischer oder getrockneter, gut gewaschener Blätter einer Brennnessel mit einer Tasse kochendem Wasser. Lassen Sie den Tee einige Minuten ziehen und seihen Sie die Blätter dann durch ein Sieb ab. Von dem Brennnesseltee können Sie täglich vier Tassen über drei Wochen hinweg trinken. Danach sollten Sie eine Pause von etwa zwei Monaten einlegen, da sich sonst der Körper daran gewöhnt und die entschlackende Wirkung nachlässt.

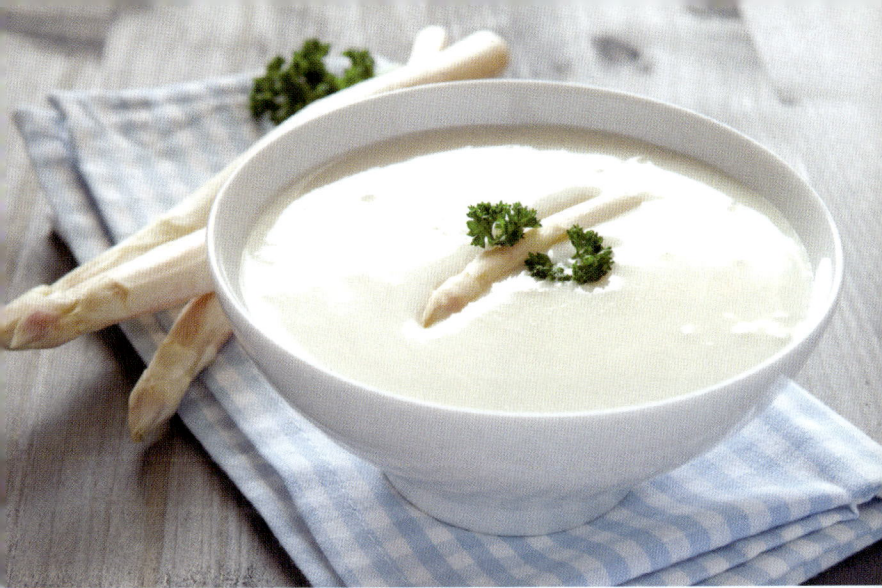

Spargel ist aufgrund seines hohen Gehalts an Kalium harntreibend. Er enthält ferner Natrium, Kalzium, Magnesium, Phosphor, Eisen und jede Menge Vitamine.

Spitzwegerichsaft

In der Volksmedizin gilt auch der Spitzwegerich als bewährtes Mittel zum Entschlacken. Sammeln Sie dazu vier Handvoll Spitzwegerichblätter und geben Sie sie in einen Entsafter. Von dem frisch gepressten Blättersaft nehmen Sie zwei Wochen lang dreimal täglich einen Teelöffel ein.

Spargelkur

Man mag sie gar nicht als Entschlackungskur bezeichnen, denn Spargel gehört mit zu den erlesensten Gaumenfreuden. Spargel ist nicht nur kalorienarm und hochgesund, weil mineralstoff- und vitaminreich, sondern auch entwässernd (S. 63). Unsere Großmütter haben zum Entschlacken einfach das Kochwasser des Spargels genommen und es entweder pur getrunken (bzw. zu trinken gegeben) oder daraus eine

Spargelsuppe bereitet, indem sie das Wasser mit zerstampften Kartoffeln und saurer Sahne eindickten. Für eine Spargelkur sollten Sie jedoch nicht nur das Spargelwasser trinken, sondern zwei Wochen lang täglich mindestens ein Pfund frischen Spargel essen, zubereitet nach Ihren geschmacklichen Vorlieben.

Zubereitungen aus der Apotheke

Cosmochema Leber-Galle-Tropfen: Zur Anregung der entgiftenden Leberfunktion sowie des Gallenflusses haben sich Leber-Galle-Tropfen – Cosmochema – bewährt. Sie enthalten Wirkstoffe der Arzneipflanzen Löwenzahn, Berberitze und Schöllkraut. Die Leberfunktion wird gestärkt, der Gallenfluss angeregt, die Verdauung von fetten, schweren Speisen erleichtert.

Cosmochema Nierentropfen: Die Nierentropfen Cosmochema regen die Nierenausscheidungsfunktion an. Ihre Bestandteile Goldrute, Spanische Fliege und Berberitze enthalten Wirkstoffe, welche die Nierenfunktion anregen und für eine bessere Ausscheidung von Stoffwechselschlacken sorgen.

Lymphmyosot N: Zur Bindegewebsentschlackung sowie zur Anregung des Lymphabflusses eignet sich Lymphmyosot N. Die Inhaltsstoffe dieses homöopathischen Komplexmittels regen die körpereigene Entschlackung des Bindegewebes an. Weitere homöopathisch aufbereitete Stoffe fördern den Lymphabfluss.

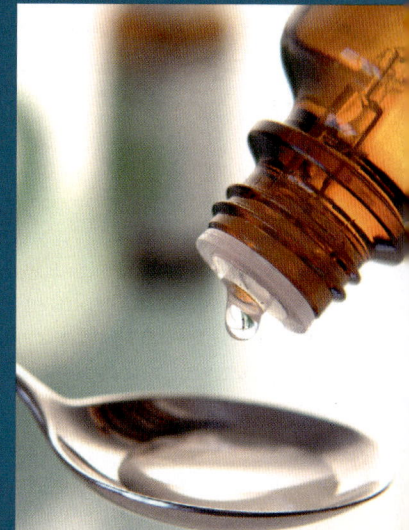

Homöopathische Mittel

Auch in der großen *Materia medica* der Homöopathie findet sich vieles, was die Ausscheidung von Schlacken und Schadstoffen fördert. Im Bereich der Gesunderhaltung bzw. Wiederherstellung der Gesundheit und bei der Behandlung zahlreicher Beschwerden erstaunen die Homöopathika mit ihrer hohen Effizienz.

Sie funktionieren nach einem im Grunde paradoxen Prinzip: Je verdünnter, desto wirksamer. Bei der Herstellung von homöopathischen Arzneimitteln wird die Ausgangssubstanz, die so genannte Urtinktur, sehr stark verdünnt. Im Zuge dieser *Potenzierung* wird ein Teil der Ausgangssubstanz mit neun Teilen Milchzucker oder Alkohol verschüttelt. Das Ergebnis ist ein zehnprozentiges Stoffgemisch, eine D1 zum Beispiel im Verhältnis 1:10.

Dieser Vorgang lässt sich beliebig oft wiederholen – so lang, bis die gewünschte Potenz erreicht ist. Für D6, also die sechste Dezimalpotenz, wurde die Ausgangssubstanz sechsmal nacheinander im Verhältnis 1:10 verdünnt. Ein Mittel mit der Potenz D6 enthält also noch ein Millionstel der ursprünglichen Menge der Ausgangssubstanz. Bei der D12 liegt das Verhältnis bereits bei einem Molekül Mineralsalz und einer Billion Milchzuckermolekülen.

Bei den Hochpotenzen ab C30 oder D30 ist der Verdünnungsgrad dann so hoch, als wäre eine Kopfschmerztablette im Atlantik aufgelöst worden. Von der Ausgangssubstanz lässt sich in diesen Mitteln kein einziges Molekül mehr nachweisen. Darauf kommt es auch nicht an, sondern auf die heilende Energie, die aus der Urtinktur auf das Lösungsmittel übertragen wird – mit zunehmender Verdünnung immer unverfälschter. So postulierte es Hahnemann einst, und so gilt es bis heute: Die Information der Wirkung ist in energetischer Form im Arzneimittel gespeichert.

Homöopathisch „entrümpeln"

Homöopathische Mittel regen die Eigenregulation an und geben den Ausscheidungsorganen damit den entscheidenden Impuls, verstärkt aktiv zu werden – aber auch die Energie dazu, was unerlässlich ist. Allerdings widerspricht die selbstständige Behandlung genau genommen den Regeln der Klassischen Homöopathie. Denn sie legt ihr Hauptaugenmerk auf das, was die Selbstheilungskräfte des Patienten beeinträchtigt und so das Auftreten der Beschwerden ermöglicht hat. Diese eigentlichen Ursachen herauszufinden, ist Aufgabe eines erfahrenen Homöopathen. Dennoch finden Sie im Anschluss einige homöopathische Mittel, die Sie auch eigenständig zur „Entrümpelung" Ihres Körpers von Schädlichem und Schlacken einsetzen können. Sie erhalten diese rezeptfrei in der Apotheke. Während der Einnahme sollten Sie den Kaffee- und Nikotingenuss einschränken, da beides die Wirkung homöopathischer Mittel beeinträchtigen kann. Auch mit Alkohol und ätherischen Ölen – vor allem Menthol und Kampher – sollten Sie zurückhaltend sein.

Bedenken Sie bitte auch, dass es entsprechend dem homöopathischen Konzept nach Therapiebeginn zu einer vorübergehenden Verschlechterung der Beschwerden kommen kann. Diese so genannte Erstverschlimmerung ist eine mögliche Reaktion des Körpers und zeigt, dass die Selbstheilungskräfte aktiviert sind; daher ist sie auch positiv zu bewerten.

Nux vomica D6

Nux vomica, die Brechnuss, regt den Darm und die Nieren an. Zudem lindert sie Verdauungsbeschwerden, Blähungen und Völlegefühl. Nehmen Sie davon dreimal täglich fünf Globuli.

Sulfur D12

Schwefel sorgt für körperliche Reinigung mit Tiefenwirkung. Er besitzt einen stark entgiftenden Effekt auf Bindegewebe

Hahnemanns revolutionäre Therapie

Dr. Christian Friedrich Samuel Hahnemann (1755–1843) legte das Fundament für die Homöopathie. Bis heute basiert die gesamte homöopathische Praxis auf der Arzneimittellehre des Arztes aus Meißen. Die Geburtsstunde der Homöopathie schlug mit dem Chinarinden-Versuch im Jahr 1790. Er gab den entscheidenden Impuls zur Entwicklung dieser Heilmethode, die zu einem neuen Verständnis von Gesundheit und Krankheit geführt hat. Der Chinarinden-Versuch zeigte nämlich, dass ein Mittel, das bei einem Gesunden bestimmte Symptome hervorruft, genau diese heilen kann. Aufgrund dieser Tatsache postulierte Hahnemann schließlich den Grundsatz der Homöopathie, nämlich das Ähnlichkeitsprinzip: „Similia similibus curantur" (Ähnliches wird mit Ähnlichem geheilt). Eine revolutionäre Erkenntnis, die alle bisher gültigen medizinischen Grundsätze ad absurdum führte. Denn bislang war man in der Medizin der Überzeugung, dass zur Behandlung einer Erkrankung ein

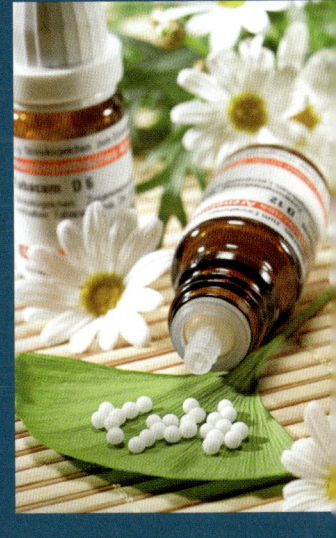

Mittel notwendig sei, das deren Symptome beseitige. Die homöopathische Lehre hingegen verordnet Substanzen tierischer, pflanzlicher und mineralischer Herkunft in stark verdünnter und verschüttelter (potenzierter) Form, die beim Gesunden ein ähnliches Krankheitsbild hervorrufen, sofern dieser das Mittel oft genug einnimmt. Das verabreichte Arzneimittel soll nicht primär die Krankheit und deren Symptome bekämpfen, sondern die körpereigene Abwehr steigern und die Selbstheilungskräfte aktivieren. Auf diese Weise wird der Organismus dabei unterstützt, die Erkrankung aus eigener Kraft zu überwinden.

und Schleimhäute und leitet Schadstoffe wie Umweltgifte aus. Nicht umsonst wird Sulfur in der Homöopathie auch dann gegeben, wenn andere homöopathische Arzneien aufgrund der Überlastung des Körpers mit Schlacken und Giftstoffen nicht mehr greifen können. Von Sulfur nehmen Sie dreimal täglich zwei Globuli.

Gelsemium D6

Bei der Entgiftung können mitunter vorübergehend Kopfschmerzen und Schwindelgefühle auftreten. Mit dem gelben Jasmin gehören diese Beschwerden rasch der Vergangenheit an. Nehmen Sie dazu dreimal täglich fünf Globuli.

Pulsatilla D6

Die Küchenschelle entfaltet die entgiftenden Wirkungen vor allem auf die Schleimhäute, allen voran von Magen und Darm sowie der Atemwege. Sie empfiehlt sich zudem besonders bei Schadstoffbelastungen infolge der Einnahme von Arzneimitteln. Nehmen Sie von Pulsatilla dreimal täglich drei Globuli.

Arsenicum album D12

Was bereits manches Menschenleben gefordert hat, ist in der Homöopathie eine Art Universalmittel zur Entgiftung – ganz nach dem Prinzip „Ähnliches mit Ähnlichem heilen". Arsenicum album wirkt tiefgreifend auf die Gewebe und alle unsere Organe. Ideal ist es vor allem bei übermäßiger Verschlackung durch längerfristige Ernährungssünden. Arsenicum album nehmen Sie dreimal täglich, und zwar jeweils zwei Globuli.

Berberis vulgaris D6

Die Berberitze stimuliert intensiv Galle, Leber und Nieren. Insofern ist sie ideal dazu geeignet, den Körper von allem Schädlichen und Überflüssigen zu befreien. Nehmen Sie von Berberis vulgaris dreimal täglich fünf Globuli.

Baden Sie den Körpermüll weg

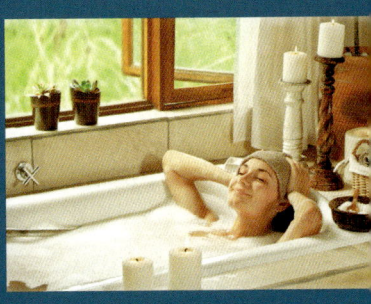

Wie bereits gezeigt wurde, können Sie Schädliches und Überflüssiges durch regelmäßiges reichliches Trinken sehr gut aus Ihrem Körper spülen. Doch auch äußerlich angewandt wirkt Flüssigkeit – gemeint ist nun Badewasser – entgiftend und entschlackend.

Da ist zum einen das Basenbad, zu dem eine Zubereitung namens „Meine Base" in die Wanne kommt. Diese Packung bekommen Sie in der Apotheke. Sie kurbelt unglaublich effektiv die Ausscheidung von Schlacken und Giftstoffen über die Haut an. Die Mixtur ist wirklich hochkarätig: Neben Meersalz und natürlichen Mineralien enthält sie acht gemahlene Edelsteine, nämlich Achat, Karneol, Citrin, Chrysopras, Chalcedon, Saphir, Bergkristall und Onyx.

Zum anderen geben Bäder mit ätherischen Ölen und Meersalz der Entschlackung einen Kick. Zudem straffen sie das Gewebe und regen die Durchblutung an. Für ein Vollbad benötigen Sie ein Kilogramm Meersalz, am besten aus dem Toten Meer. Bei den ätherischen Ölen zur Entgiftung und Entschlackung können Sie wählen zwischen Fenchel, Grapefruit, Rosmarin, Wacholder, Zitrone, Orange und Zypresse. Je nach Wahl geben Sie zehn Tropfen des Öls in das Badewasser.

Einen entschlackenden Badespaß aus dem Ayurveda (S. 6ff.) stellt ein Bad mit Weizenkleie dar. Dazu füllen Sie zwei Handvoll Weizenkleie in einen Mullbeutel, den Sie unter den Wasserhahn hängen, sodass das heiße Wasser beim Einlaufen darüberfließen kann. Wenn die Wanne voll ist, drücken Sie den Beutel im Badewasser aus. Die Badedauer sollte 10 bis 15 Minuten nicht überschreiten. Anschließend duschen Sie, trocknen sich jedoch nicht ab, sondern warten im warmen Bad, bis Ihre Haut trocken ist.

Schüßler-Salze

Die Anwendung der vom deutschen Arzt *Dr. Wilhelm Heinrich Schüßler* (1821–1889) entwickelten Mineralsalze erfreut sich hoher Beliebtheit. Dass seine Heilmethode über Generationen hinweg nie in Vergessenheit geraten ist, hat viele gute Gründe. Als Nährstoffe der Zellen können Schüßler-Salze die Gesundheit maßgeblich beeinflussen: Frei von Neben- und Wechselwirkungen kräftigen sie den Organismus und unterstützen ihn in seinen Funktionen. Schüßler-Salze sind auch zur Entgiftung und Entschlackung bestens geeignet.

Gesunde Zellen, gesunder Körper

Basierend auf den Erkenntnissen von *Rudolf Virchow* (1821–1902) erkannte auch Schüßler, dass die Gesundheit der Zellen die Grundlage für das Wohlbefinden des gesamten Organismus darstellt. Krankheiten hingegen sind auf Störungen der Zellfunktionen zurückzuführen. Da zu seiner Zeit bereits bekannt war, dass Mineralstoffe eine zentrale Bedeutung für die Zellfunktionen haben, kam Schüßler zu dem Schluss: „Gesund bleiben kann der Mensch nur, wenn er die nötigen Mineralstoffe in der erforderlichen Menge und im richtigen Verhältnis zueinander besitzt." Andernfalls gerät der Stoffwechsel der Zellen aus dem Gleichgewicht. Ein solch entgleister Zellstoffwechsel kann gesundheitliche Störungen auslösen. Führt man den Zellen die fehlenden Mineralstoffe jedoch in der richtigen Menge zu, dann können die durch den Mangel gestörten Funktionen wieder normalisiert werden. Basierend auf dieser Überlegung baute Schüßler seine Therapie auf. Er nannte sie Biochemie, abgeleitet von *bios*, das „Leben", und *Chemie*, die Lehre von den Eigenschaften und der Zusammensetzung der Stoffe. Entsprechend werden die Schüßler-Salze auch als *Salze des Lebens* bezeichnet.

Auf dem Weg zum Durchbruch seiner Methode musste Schüßler allerdings eine entscheidende Hürde nehmen. Er wusste bereits, dass Mineralstoffe pur vom Körper nicht so gut aufgenommen werden können. Sie mögen zwar ausreichend über die Nahrung zugeführt werden, doch die Zellen können sie nicht in gleichem Umfang aufnehmen. Wie jedoch war zu gewährleisten, dass jede einzelne Zelle bekommt, was sie für ihre Funktionsfähigkeit benötigt? Die Antwort fand sich rasch im reichen Erfahrungsschatz des einstigen Homöopathen Schüßler. Um eine optimale Einsatzfähigkeit der Mineralstoffe – Fachleute nennen das Bioverfügbarkeit – zu erreichen, wandte der Oldenburger Arzt ein Verfahren aus der Homöopathie an. Er verdünnte die

Auf den Spuren Hahnemanns

Der Begründer der Homöopathie, *Samuel Hahnemann* (1755–1843), lehrte, dass Krankheitsbilder mit sehr geringen Mengen jenes Mittels zu heilen sind, das genau diese Erscheinungen hervorruft. Das ist das berühmte Ähnlichkeitsprinzip in der Homöopathie: „Ähnliches mit Ähnlichem behandeln."

Zwischen der Behandlung mit Schüßler-Salzen und der Homöopathie gibt es jedoch Unterschiede, auch wenn ihre Mittel nach dem gleichen Prinzip – der Potenzierung – hergestellt werden. „Mein Heilverfahren ist kein homöopathisches", betonte Schüßler, der ehemals als Homöopath praktizierte. Seine Behandlungsmethode gründet sich „nicht auf das Ähnlichkeitsprinzip, sondern auf die physiologisch-chemischen Vorgänge, die sich im menschlichen Körper vollziehen". Anders als in der Homöopathie wird in Schüßlers Biochemie das passende Mittel nicht nach dem Prinzip der Ähnlichkeit ausgewählt. Bei den Salzen des Lebens muss die Wirkung nicht mit dem zu behandelnden Krankheitsbild übereinstimmen.

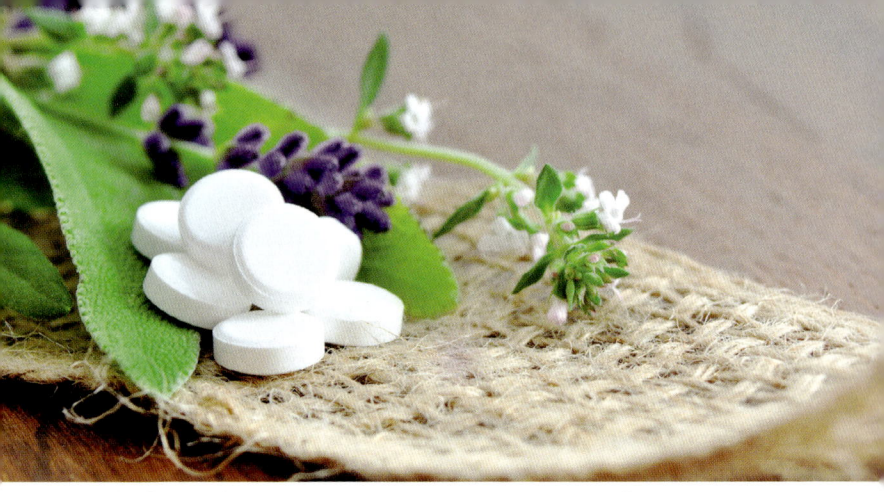

Schüßler-Salze mobilisieren die Selbstheilungskräfte im Körper, indem sie auf Zellebene den Mineralstoffhaushalt regulieren.

Mineralsalze so stark, dass sie schneller an ihre Wirkstätten gelangen können: über die Schleimhäute von Mundhöhle, Rachen und Speiseröhre unmittelbar ins Blut und von dort auf direktem Weg in die Zellen. Durch diese so genannte Potenzierung verstärkt sich mit der immer feineren Aufschließung der Ausgangssubstanz deren Wirkung.

Wirkprinzip der Salze des Lebens

Schüßler-Salze greifen regulierend in den Stoffwechsel der Zellen ein. Anders als Mineralstoff-Präparate dienen die Salze des Lebens nicht dem mengenmäßigen Ausgleich eines Mangels, sondern helfen den Zellen, die Mineralstoffe aus der Nahrung optimal zu nutzen. Der Grund hierfür liegt im Detail – in der Aufbereitung. Durch die Potenzierung haben Schüßler-Salze andere Eigenschaften in ihrer Wirkung als normale grobstoffliche Mineralstoffe: Sie übermitteln den Zellen die Information, wie sie besser auf das Angebot an Nährstoffen zurückgreifen können, und geben ihnen so den Impuls, sich selbst wieder ins Gleichgewicht zu bringen.

Damit wird die körpereigene Fähigkeit zur Selbstheilung von Grund auf saniert. Das zeigt sich auch im ausgeprägt guten entschlackenden Effekt vieler Schüßler-Salze.

Wie Sie Schüßler-Salze anwenden

Damit Sie die Wirkungen der Schüßler-Salze in vollem Umfang nutzen können, sollten Sie einige Dinge berücksichtigen.

▸ Schüßler-Salze schluckt man nicht, sondern lässt sie langsam auf der Zunge zergehen – eine ganz grundsätzliche Angelegenheit. Denn nach dem Prinzip dieser Behandlungsmethode beginnt die Wirkung bereits mit der Aufnahme der feinstverteilten Arzneistoffe durch die Mundschleimhaut. Das langsame Zerfallen im Mund gehört also zum Heilplan.

▸ Nehmen Sie die Salze nicht zu den Mahlzeiten ein. Faustregel: 30 Minuten vor oder eine Stunde nach dem Essen.

▸ Kaffee, Schwarztee, Pfefferminze, Kakao, ätherische Öle und künstliche Süßstoffe können die Aufnahme der

Die Regelpotenzen der 12 Salze im Überblick

▸ Nr. 1 Calcium fluoratum   D12
▸ Nr. 2 Calcium phosphoricum   D6
▸ Nr. 3 Ferrum phosphoricum   D12
▸ Nr. 4 Kalium chloratum   D6
▸ Nr. 5 Kalium phosphoricum   D6
▸ Nr. 6 Kalium sulfuricum   D6
▸ Nr. 7 Magnesium phosphoricum   D6
▸ Nr. 8 Natrium chloratum   D6
▸ Nr. 9 Natrium phosphoricum   D6
▸ Nr. 10 Natrium sulfuricum   D6
▸ Nr. 11 Silicea   D12
▸ Nr. 12 Calcium sulfuricum   D6

Schüßler-Salze beeinträchtigen – meiden Sie diese Mittel deshalb unmittelbar vor oder nach der Einnahme.

▸ Nehmen Sie zur Entschlackung dreimal täglich zwei Tabletten ein.

Die zwölf Funktionsmittel

Schüßler verfeinerte seine Behandlungsweise immer weiter und therapierte schließlich nur noch mit zwölf ausgewählten Mineralsalzen. Er nannte sie „Funktionsmittel", da jedes einzelne ganz bestimmte Funktionen der Zellen, Gewebe und Organe fördert. Schüßler empfahl, seine Funktionsmittel in der Potenz D6 einzunehmen. Mit Ausnahme der Salze Nr. 1, 3 und 11, die in der Potenz D12 angewendet werden.

Schüßler-Salze zur Entgiftung und Entschlackung

Nachfolgend sind jene Salze des Lebens aufgeführt, die die Entschlackung und Entgiftung des Körpers wirksam unterstützen.

Salz Nr. 6 – Kalium sulfuricum: Das sechste der Funktionsmittel gilt als das Salz für Stoffwechsel und Entgiftung sowie für Leber, Haut und Schleimhäute. Es aktiviert den Zellstoffwechsel und die Funktionen der Leber, eines unserer wichtigsten Ausscheidungs- und Entgiftungsorgane. Weiterhin fördert Kalium sulfuricum den Eiweißstoffwechsel. Auch damit trägt es zur verstärkten Ausscheidung von Stoffwechselschlacken und Giftstoffen bei. Salz Nr. 6 hilft auch bei rheumatischen Gelenkschmerzen und einer trägen Verdauung.

Salz Nr. 9 – Natrium phosphoricum: Es ist das Salz für Stoffwechsel, Lymphsystem und Säure-Basen-Haushalt. Dieses Salz übernimmt im komplexen Räderwerk des Stoffwechsels eine Reihe von Aufgaben – allen voran als Müllabfuhr: Das

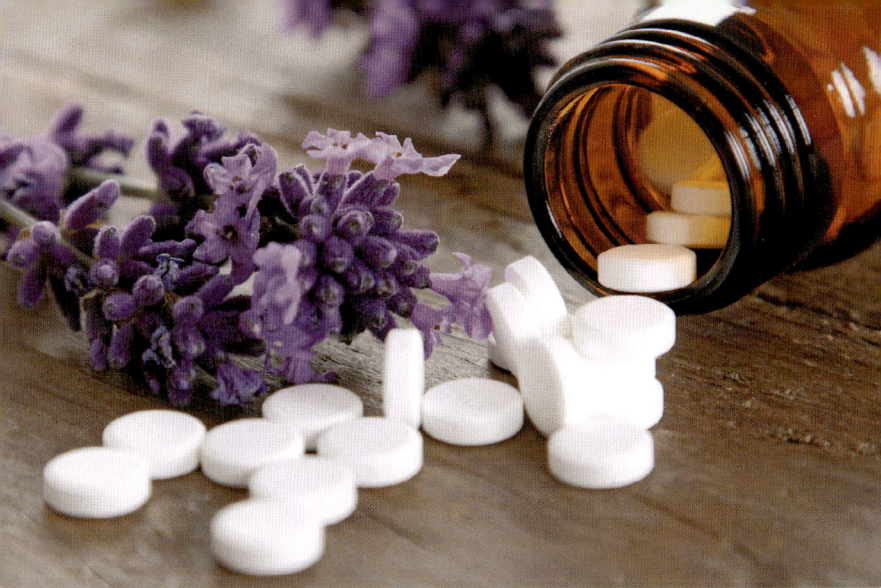

Für die Herstellung seiner Mineralsalze hat Dr. Schüßler den Verdünnungs- und Potenzierungsprozess aus der Homöopathie übernommen.

Salz Nr. 9 ist unerlässlich zur Entfernung überschüssiger Säuren, die bei jedem Stoffwechselvorgang anfallen. Zudem trägt es dazu bei, den Fettstoffwechsel und den Säure-Basen-Haushalt in Balance zu halten. Natriumphosphat regt auch die Tätigkeit der Nieren an und hilft darüber hinaus bei Akne, entzündlichen Beschwerden, Störungen im Stoffwechsel und Verdauungsbeschwerden.

Salz Nr. 10 – Natrium sulfuricum: Es wird das Salz zur Entschlackung, Entgiftung und Verdauung genannt und sorgt bei den Entsorgungsarbeiten im Körper dafür, dass überschüssige Stoffwechselschlacken und Giftstoffe auf schnellstem Weg ausgeschieden werden können. Daher findet sich dieses Salz weniger innerhalb der Zellen, als vielmehr in der Gewebsflüssigkeit – dort, wo am meisten Müll aus den Um- und Abbauvorgängen im Organismus deponiert wird. Angesichts dieser Wirkungen profitieren vor allem die Ausscheidungsorgane von Natriumsulfat: Leber, Nieren und Blase, aber auch Gallenblase und Darm erhalten von diesem Salz tatkräftige Unterstützung. Natrium sulfuricum wirkt auch gut gegen Beschwerden nach zu üppigen und fettreichen Mahlzeiten, Blähungen, Durchfall und anderen Verdauungsstörungen.

Salz Nr. 11 – Silicea: Als Salz für Haut, Haare und Nägel, Bindegewebe und Nerven ist es auch das „Kosmetikum der Biochemie". Das liegt vor allem mit daran, dass Silicea die Ausscheidung überschüssiger Schlacken und Stoffwechselgifte aus dem Bindegewebe fördert. Damit strafft und festigt es das Bindegewebe und wirkt der verhassten Orangenhaut an Po und Oberschenkeln entgegen. Silicea trägt darüber hinaus mit zur Vorbeugung von Krampfadern und Arterienverkalkung bei und unterstützt die Heilung von Wunden und anderen Verletzungen.

Von den vier hier genannten Salzen können Sie auch nur eines oder auch zwei auswählen. Nehmen Sie davon jeweils dreimal täglich zwei Tabletten. Gut ist es, die Schüßler-Salze in Form einer Kur über vier bis sechs Wochen anzuwenden.

Fasten

Der zeitweise Verzicht auf die Nahrungsaufnahme hat eine lange und vor allem kulturübergreifende Tradition – ob zur gedanklichen Einkehr oder als religiöses Ritual zur Reinigung oder Opferbringung. Die größte Bedeutung hatte und hat das Fasten jedoch als wirksame Maßnahme zur Pflege unserer Gesundheit. Denn es entlastet den gesamten Organismus, saniert die Darmflora von Grund auf, stärkt das

Immunsystem und senkt unter anderem erhöhten Blutdruck. Von der entgiftenden und entschlackenden Wirkung ganz zu schweigen. Da der ständige Nachschub an Nahrung ausbleibt, haben der Körper und seine Putzkolonnen endlich Gelegenheit, in Ruhe aufzuräumen und sich zu erholen. Das entlastet nachhaltig und hat bereits vielen geholfen, etwaige ungesunde Ernährungsgewohnheiten abzustellen. Nicht umsonst spricht man auch vom Heilfasten.

Übrigens wird damit auch die Seele „entrümpelt", denn neben körperlichen Schlackenstoffen sammelt sich ebenso psychischer Ballast an, den Sie während des Fastens gleich mit über Bord werfen können. Kurz: Nach dem Fasten fühlt man sich wie neugeboren, sowohl in körperlicher als auch in seelischer Hinsicht.

Wann Sie vom Fasten absehen sollten

Fasten kann prinzipiell jeder von uns, der gesund ist, sich leistungsfähig fühlt und der den Willen aufbringt, einige Tage ohne feste Nahrung auszukommen. Es gibt allerdings Situationen und Beschwerden, bei denen Fasten nicht empfehlenswert ist:

- ▸ Depressive Verstimmungen
- ▸ Untergewicht
- ▸ Phasen großer beruflicher oder privater Belastung
- ▸ Ausgeprägte körperliche und geistige Erschöpfung
- ▸ Rekonvaleszenz nach überstandenen Krankheiten oder nach Unfällen und Operationen
- ▸ Schilddrüsenüberfunktion
- ▸ Magengeschwüre und Gastritis
- ▸ Schwangerschaft
- ▸ Stillzeit
- ▸ Magersucht, Bulimie und andere Essstörungen

Fasten ist ein unermesslich breites Thema. In unserem Zusammenhang können nur die wichtigsten Grundprinzipien dieser traditionsreichen Heilmethode beschrieben werden.

Richtig fasten

Allgemein empfohlen ist eine Woche Fasten. Wer sich fit fühlt, kann es auch auf zehn Tage ausdehnen. Dann sollte man jedoch das Fasten brechen und die Ernährung langsam wieder aufbauen. Während des Fastens sollte man außer auf dünnen schwarzen Tee auf alle anderen Genussmittel wie Kaffee, Alkohol und Zigaretten verzichten. Für viele Raucher bietet sich das Fasten auch als willkommene Gelegenheit, der Gewohnheit zu entsagen. Denn beim Fasten wird der Körper von Giftstoffen befreit, und oftmals schmecken die Tabakwaren danach gar nicht mehr.

Der Tag vor dem Fasten

Einen Tag vor dem eigentlichen Beginn des Fastens sollten Sie versuchen, auszuspannen und sich auf die folgende nahrungsfreie Zeit einzustellen. Auch der Körper sollte auf die kommenden Tage eingestimmt werden, indem Sie ausschließlich frisches Obst zu sich nehmen.

Was Sie zum Fasten brauchen

- ▶ Wahlweise Einlaufgerät (Irrigator) oder 30 Gramm Bitter- oder Glaubersalz
- ▶ Mineralwasser, Heilkräutertees, Obstsäfte, Gemüsebrühe; nach Wunsch auch Buttermilch

Bei Bedarf:
- ▶ Wärmflasche
- ▶ Massagebürste oder Luffahandschuh
- ▶ Massageöl
- ▶ Zitronensaft
- ▶ Heilerde (für innerliche Anwendung)

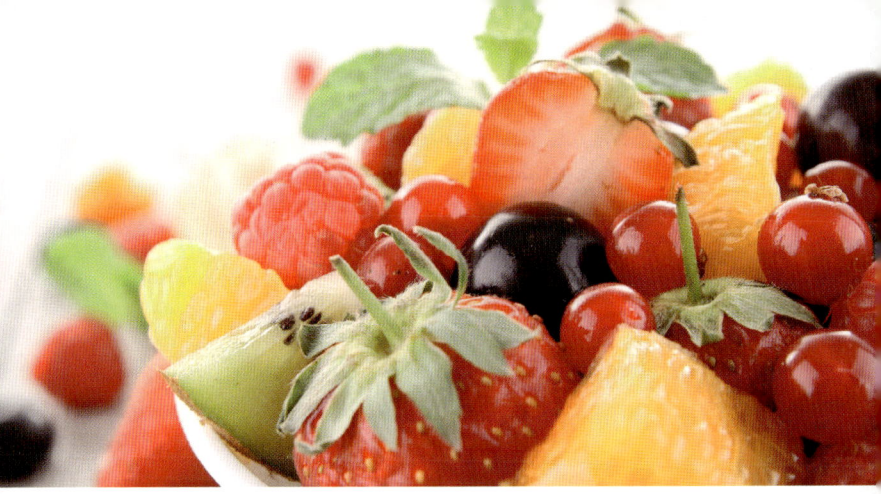

*Frische Früchte, besonders im Sommer, wenn es ein reiches Ange-
bot heimischer Beeren und Obstsorten gibt, sind ein idealer Einstieg
in eine Fastenkur.*

Erster Tag

Ihren ersten Fastentag starten Sie mit einer gründlichen
Darmreinigung (vgl. auch S. 99 ff.). Dazu lösen Sie das Bitter-
oder Glaubersalz in einem halben Liter Wasser auf, geben
einige Spritzer Zitronensaft dazu und trinken die Mixtur.
Danach sollten Sie unbedingt zu Hause bleiben, denn die
Stuhlentleerung erfolgt sehr spontan und vor allem mehrmals hintereinander. Für manche Menschen ist ein Einlauf
(vgl. S. 101) besser geeignet, denn er reinigt den Darm auf
sanftere Weise als Glaubersalz.
Den Rest des Tages können Sie ausspannen, lesen, schlafen
oder einen Spaziergang machen. Vermeiden Sie jedoch über-
mäßige Anstrengungen, warme Vollbäder oder Saunabesuche,
da dies den Kreislauf zu sehr anstrengen würde.

Zweiter Tag

Treten am zweiten Tag des Fastens Hungergefühle auf –
was häufig vorkommt – trinken Sie ein Glas Mineralwasser

oder einige Schluck Buttermilch. Wenn das nicht hilft, führen Sie noch einmal mit einem Einlauf ab. Bei leichtem Schwindel, der eine völlig normale Erscheinung beim Fasten ist, gehen Sie an der frischen Luft spazieren, oder legen Sie sich hin und erfrischen Sie sich mit kaltem Wasser. Ihr Körper befindet sich jetzt in der Umstellungsphase, in der er seine eigenen Reserven angreift und in der auch der Blutdruck absinkt. Dies macht verständlich, warum generell empfohlen wird, während des Fastens nicht angestrengt zu arbeiten und körperliche wie seelische Belastungen zu vermeiden.

Dritter Tag

Jetzt hat sich Ihr Körper umgestellt. Hungergefühle oder Kreislaufbeschwerden treten in der Regel nicht mehr auf. Nun können Sie auch wieder wie gewohnt Sport treiben, beispielsweise schwimmen oder wandern. Allerdings sollten Sie nicht übertreiben, sondern nur soweit es Ihnen Freude macht und es Ihnen gut bekommt.

Die folgenden Tage

Die weiteren Fastentage verlaufen meist problemlos. Trinken Sie dabei stets ausreichend, mindestens zwei bis zweieinhalb Liter täglich. Geeignet sind vor allem Mineralwässer, Obstsäfte (ungezuckert und mit Wasser verdünnt) sowie Kräuter- und Früchtetees und vegetarische Gemüsebrühen. Vermeiden Sie es, morgens zu schnell aufzustehen. Setzen Sie sich stattdessen kurz an den Bettrand, und führen Sie ein Trockenbürsten mit der Massagebürste oder dem Luffa-Handschuh durch. Dann hat sich Ihr Kreislauf stabilisiert, und Sie gehen fit in den Tag. Gegen einen mitunter auftretenden fahlen Geschmack im Mund hilft Gurgeln mit Heilerde (für den innerlichen Gebrauch) sowie das Kauen von Petersilie oder Schnittlauch.

Darmreinigung

Dass der *Tod im Darm sitzt*, das wussten die Heilkundigen bereits vor sehr langer Zeit (vgl. S. 17). Eine regelmäßige Reinigung dieses wichtigen Organs ist deshalb die Basis zur Erhaltung sowie zur Wiederherstellung der Gesundheit. Sie ist das beste Mittel, den Darm von allem Schädlichen zu befreien und ihm zu helfen, seine Bakterienflora im richtigen Gleichgewicht zu halten. Für eine Darmreinigung stehen Ihnen verschiedene Möglichkeiten zur Auswahl. Hier die drei geläufigsten:

Colon-Hydro-Therapie

Diese Methode, genau genommen die moderne Version eines Einlaufs, erfolgt unter professioneller Begleitung eines darin geschulten Therapeuten. Dabei wird mit Hilfe eines so genannten Colon-Hydromaten warmes und gefiltertes Wasser über den After in den Darm eingeleitet – was ihn sanft, aber dennoch sehr intensiv reinigt. Sie liegen während der Behandlung entspannt rücklings auf einer Liege. Um die Wirkung zu verstärken und Ihnen die Colon-Hydro-Therapie angenehmer zu machen, führt der Behandler in der Regel eine Darmmassage auf Ihrem Bauch aus. Bundesweit gibt es derzeit an die 1000 Ärzte und Heilpraktiker, die eine Colon-Hydro-Therapie anbieten. Sicher ist auch einer davon in Ihrer Nähe.

Glaubersalz

Bei diesem natürlichen Abführmittel handelt es sich um Natriumsulfat (*Natrium sulfuricum*). Glaubersalz ist in allen Apotheken erhältlich. Wenn Sie Ihre Darmreinigung damit durchführen möchten, ist es unerlässlich, dass Sie den Zeitpunkt Ihrer Einnahme so legen, dass Sie die darauffolgenden Stunden keine wichtigen Termine haben und immer in der Nähe einer Toilette sind – wenn die Wirkung des Salzes einsetzt, gibt es kein Aufschieben mehr.

Zur Anwendung lösen Sie 40 Gramm Glaubersalz in einem
½ Liter Wasser auf und geben etwas Zitronensaft dazu.
Dann trinken Sie langsam diese Lösung. Trinken Sie danach
reichlich Wasser oder Kräutertee, um den Salzgeschmack los-
zuwerden. Nun sollte innerhalb der folgenden 1 bis 3 Stunden
eine gründliche Darmentleerung erfolgen. Wenn sich nach
8 bis 12 Stunden noch nichts getan hat, können und sollten
Sie die Einnahme wiederholen. Wichtig zu wissen ist, dass
Glaubersalz die Darmschleimhaut reizt. Wer einen empfind-
lichen Darm hat, sollte deshalb Glaubersalz nicht zur Darmreinigung einsetzen.

Einlauf

Eine weitere Möglichkeit, den Darm zu reinigen, bietet
ein Einlauf. Er hat den Vorteil, dass Sie den Zeitpunkt der
Darmreinigung relativ exakt festlegen können: Wenn Sie sich
entscheiden, am Abend einen Einlauf zu machen, wissen Sie,
dass sich Ihr Darm im Lauf der nächsten Stunde entleert.
Wie der Einlauf durchgeführt wird, lesen Sie rechts.

Wichtig beim Darmreinigen

▸ Bei jeder Methode zur Reinigung des Darms kommt es zu
  einem Flüssigkeitsverlust. Diesen müssen Sie durch reichlich Trinken wieder ausgleichen. Ideal hierfür sind Mineralwässer, ungezuckerte Kräutertees sowie verdünnte und
  ungezuckerte Obst- oder Gemüsesäfte.
▸ Nach der Reinigung des Darms sollte die Darmflora wieder
  aufgebaut werden. Dazu empfehlen sich Präparate, die
  gesunde Darmbakterien, wie zum Beispiel Lactobacillus,
  Escheria Coli und Acidophilus, in hohen Konzentrationen
  zuführen. Ihre Apotheke kann Ihnen dabei weiterhelfen.
  Unterstützen können Sie den Aufbau einer gesunden
  Darmflora mit milchsauren Nahrungsmitteln wie Joghurt,
  Kefir, Molke, frischem Sauerkraut und Brottrunk.

Ein Einlauf?

Keine Sorge: Was früher zum Standardrepertoire jedes Hausarztes gehörte, ist weit weniger unangenehm und aufwändig als befürchtet. Versuchen Sie es also ohne Bedenken. Nicht nur im Hinblick auf das Entsorgen von Altlasten aus dem Körper: Durch einen Einlauf wird der Dickdarm gründlich entleert und gesäubert und auf diese Weise der gesamte Körper rasch und vor allem sanft entgiftet. Auch bei vielen akuten Beschwerden, wie beispielsweise Fieber, Verdauungsstörungen, fiebrigen Erkältungen oder Kopfschmerzen, ist der Griff zur Klistierspritze und zum Schlauch richtig.

Was Sie dafür benötigen, ist ein Einlaufgerät (aus der Apotheke oder dem medizinischen Fachgeschäft), bestehend aus einem zwanzig Zentimeter langen Einlaufrohr, Spülgefäß (Irrigator) und Klysopompspritze. Dazu besorgen Sie sich Vaseline oder eine andere fettende Creme. Als Spülflüssigkeit nehmen Sie lauwarmes, abgekochtes Wasser.

▸ Füllen Sie das Spülgefäß mit einem Liter lauwarmen Wassers und hängen Sie es im Bad über die Türklinke oder einen Handtuchhalter. Lassen Sie die Luft zur Probe aus dem Schlauch ins Waschbecken oder die Badewanne entweichen.

▸ Stecken Sie dann das Darmrohr an das harte Ansatzstück des Irrigatorschlauches, und fetten Sie das Ende des Rohrs mit Vaseline oder einer anderen Hautcreme ein.

▸ Gehen Sie in Hockstellung, oder knien Sie sich im Badezimmer auf den Boden. Stützen Sie den Oberkörper mit den Ellbogen ab, und führen Sie das Darmrohrende langsam in den After ein.

▸ Lassen Sie das Wasser gleichmäßig in den Darm laufen, und schieben Sie dabei das Rohr nach und nach weiter in den Darm hinein. Atmen Sie dabei ruhig und gleichmäßig ein und aus.

▸ Halten Sie das Wasser so lang im Darm, bis Sie einen Entleerungs-(Stuhl-)Drang spüren. Das ist in der Regel nach maximal fünf Minuten der Fall.

Zur Autorin

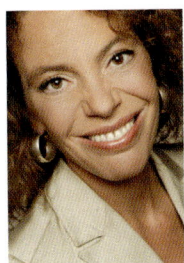

Birgit Frohn (geb. 1967) studierte Biologie mit den Schwerpunkten Humangenetik und Pharmakologie in München. Sie publiziert seit vielen Jahren erfolgreich als Buchautorin und Wissenschaftsjournalistin mit den Themenschwerpunkten Gesundheit und Medizin, Ernährung und alternative Heilmethoden.

Buchtipp: „Die Heilkraft der Olive" von Birgit Frohn

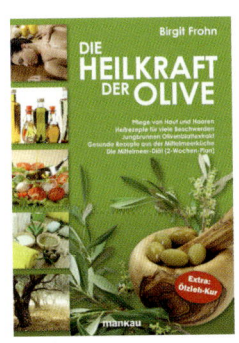

Olivenöl ist aus keiner Küche mehr wegzudenken, doch es kann noch viel mehr: Heute ist wissenschaftlich erwiesen, dass das „Gold des Südens" eines der gesündesten Nahrungsmittel überhaupt und zugleich ein Heilmittel ist. „Die Heilkraft der Olive" gibt Ihnen umfassend Rat, wie das Lebenselixier Olivenöl Ihre Gesundheit stärken, Beschwerden lindern sowie Haut und Haare pflegen kann. Darüber hinaus können Sie mit der „Mittelmeer-Diät" – ein Speiseplan für zwei Wochen mit genauen Anleitungen und vielen Tipps – viel Gutes für Ihre Gesundheit und Ihre Figur tun.

Mankau Verlag 2012, Broschur, durchgehend farbig, 205 Seiten; ISBN 978-3-86374-046-7, 14,95 € (D) / 15,40 € (A)

Haben Sie Fragen an Birgit Frohn?
Anregungen zum Buch?
Erfahrungen, die Sie mit anderen teilen möchten?

Nutzen Sie unser Internetforum:
www.mankau-verlag.de/forum

Literatur

Alphen, Jan van (Hrsg.): Orientalische Medizin. Paul Haupt Verlag. Bern, Stuttgart, Wien 1997

Dahlke, Ruediger: Krankheit als Symbol. C. Bertelsmann Verlag. München 1996

Frohn, Birgit: Die Heilkraft der Olive. Mankau Verlag. Murnau 2012

Frohn, Birgit: Fußreflexzonenmassage. Weltbild Verlag. Augsburg 1998

Frohn, Birgit: Lexikon der Heilpflanzen. Weltbild Verlag. Augsburg 2010

Frohn, Birgit: Schmerzfrei durch Fingerdruck. Weltbild Verlag. Augsburg 2003

Frohn, Birgit/Uber, Heiner/Xokonoschletl: Medizin der Mutter Erde. Orbis Verlag. München 1996

Frohn, Birgit/Rhyner, Hans-Heinrich: Heilpflanzen im Ayurveda. AT Verlag. Baden und München 2006

Menche, Nicole (Hrsg.): Biologie, Anatomie, Physiologie. Urban & Fischer Verlag. München 2007

Wolfram, Katharina: Die Ölzieh-Kur. Schirner Verlag. Darmstadt 2008

Weitere Bücher der Autorin

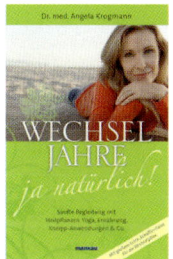

Dr. med. Angela Krogmann & Birgit Frohn
Wechseljahre – ja natürlich!
Sanfte Begleitung mit Heilpflanzen, Yoga,
Ernährung, Kneipp-Anwendungen & Co.

Mankau Verlag, 2. Aufl. 2013, Klappenbroschur, 233 S.;
ISBN 978-3-86374-043-6, 14,95 € (D) / 15,40 € (A)

Leicht verständlich und anschaulich gibt
Ihnen „Wechseljahre – ja natürlich!" Einblick
in die Neuordnung Ihres Hormonsystems
sowie deren Folgen und stellt verschiedene wirksame und all-
tagstaugliche Methoden vor, um während des Klimakteriums
körperlich und seelisch im Gleichgewicht zu bleiben: Schüßler-Salze, Naturheilverfahren, Akupunktur und Akupressur,
Yoga und die richtige Ernährung für hormonellen Ausgleich.

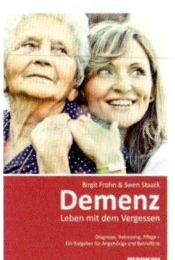

Swen Staack & Birgit Frohn
Demenz – Leben mit dem Vergessen
Diagnose, Betreuung, Pflege – Ein Ratgeber
für Angehörige und Betroffene

Mankau Verlag 2012, Broschur, zweifarbig, 238 S.;
ISBN 978-3-86374-059-7, 14,95 € (D) / 15,40 € (A)

Swen Staack, der für sein Engagement für De-
menzkranke 2011 mit dem Bundesverdienst-
kreuz ausgezeichnet wurde, und Birgit Frohn
machen Mut, das Schicksal Demenz zu akzeptieren, ohne zu
resignieren: Schritt für Schritt wird vorgestellt, was von der
Diagnose über die tägliche Betreuung zu Hause bis hin zum
Aufenthalt im Heim zu beachten ist. Das Buch zeigt die unterschiedlichen Möglichkeiten zur Unterstützung und Förderung
auf, gibt wirksame Hilfestellung in juristischen Belangen und
steht bei den alltäglichen Schwierigkeiten zur Seite.

Impressum

Bibliografische Information der Deutschen Nationalbibliothek
Die Deutsche Nationalbibliothek verzeichnet diese Publikation in der Deutschen
Nationalbibliografie; detaillierte bibliografische Daten sind im Internet über
http://dnb.d-nb.de abrufbar.

Birgit Frohn
Die Ölzieh-Kur
Einfach und wirksam entgiften

ISBN 978-3-86374-051-1
3. Aufl. 2016 (1. Aufl. 2012, 2. Aufl. 2013)

Mankau Verlag GmbH
Postfach 13 22, D-82413 Murnau a. Staffelsee
Im Netz: www.mankau-verlag.de
Internetforum: www.mankau-verlag.de/forum/

Lektorat: Josef K. Pöllath, Dachau
Endkorrektorat: Dr. Thomas Wolf, MetaLexis
Gestaltung Umschlag: Andrea Barth, Guter Punkt GmbH & Co. KG
Gestaltung Innenteil: Sebastian Herzig, Mankau Verlag GmbH

Illustrationen: fredredhat - Fotolia.com (4), melhi - iStockphoto.com (9), fovito -
Fotolia.com (12), Jacek Chabraszewski - Fotolia.com (15), arsdigital - Fotolia.com (18),
Henrik5000 - iStockphoto.com (22), Kurhan - Fotolia.com (24), Robert Kneschke -
Fotolia.com (26), lu-photo - Fotolia.com (31), HLPhoto - Fotolia.com (32), Knut Wiarda -
Fotolia.com (35), Murat Subatli - Fotolia.com (37), Jeanette Dietl - Fotolia.com (39),
gushterche - Fotolia.com (43), billnoll - iStockphoto.com (45), Christian Jung - Fotolia.com
(49), Marina Lohrbach - Fotolia.com (50), Corinna Gissemann - Fotolia.com (55), alexxx1981
- iStockphoto.com (56), riccardo bruni - Fotolia.com (58), Giuseppe Porzani - Fotolia.com
(68), LianeM - Fotolia.com (77), egal - iStockphoto.com (78), CGissemann - iStockphoto.com
(81), Gina Sanders - Fotolia.com (82), cut - Fotolia.com (85), Anna Omelchenko - Fotolia.com
(87), tinlinx - Fotolia.com (90), Kathrin39 - Fotolia.com (93), M.studio - Fotolia.com (97)

Druck: Westermann Druck Zwickau GmbH, Zwickau/Sachsen

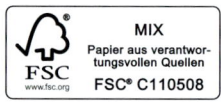

Register

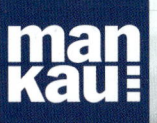

Bücher, die den Horizont erweitern

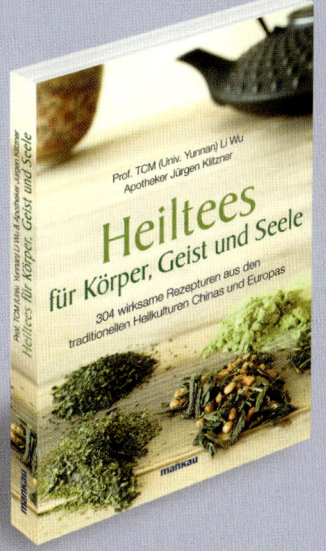

Prof. TCM (Univ. Yunnan) Li Wu und Apotheker Jürgen Klitzner

HEILTEES FÜR KÖRPER, GEIST UND SEELE

304 wirksame Rezepturen aus den traditionellen Heilkulturen Chinas und Europas

17,95 € (D) | 18,50 € (A)
ISBN 978-3-86374-089-4

Der renommierte TCM-Arzt Li Wu und der Apotheker und Heilpflanzen-Experte Jürgen Klitzner gehen einen neuen Weg: Sie führen die beiden großen Traditionen des Heilens zusammen – die 5.000 Jahre alte chinesische Medizin und die fast 2.000 Jahre alten Kenntnisse aus der europäischen Kräuter- und Teebehandlung.
Im ersten Teil des Ratgebers werden klassische Symptome, den Körper wie den Geist (als Ganzes) betreffend, aber auch außergewöhnliche Beschwerden beschrieben. Anschließend werden jeweils entsprechende Teerezepturen zur Vorbeugung und Behandlung empfohlen und erklärt. In einem eigenen Teil des Buches sind dann alle verwendeten Kräuter mit kurzen Erläuterungen sowie ihre Bezugsquellen aufgelistet.

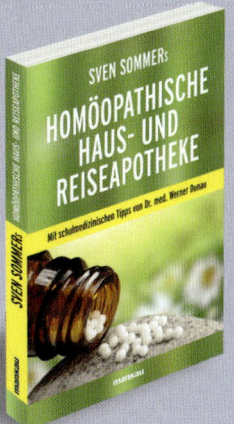

Sven Sommer

SVEN SOMMERS HOMÖOPATHISCHE HAUS- UND REISEAPOTHEKE

Mit schulmedizinischen Tipps von Dr. med. Werner Dunau

9,99 € (D) | 10,30 € (A)
ISBN 978-3-86374-010-8

Die „Homöopathische Haus- und Reiseapotheke" gibt Tipps zur Diagnose und Behandlung aller gängigen Beschwerden von A bis Z. Ob Durchfall, Erkältung, Lebensmittelvergiftung oder Sonnenbrand – Homöopathie-Experte Sven Sommer und Schulmediziner Dr. med. Werner Dunau empfehlen bewährte und effektive Maßnahmen zur Linderung und Heilung.
Im speziellen Reiseteil finden Sie neben wichtigen Informationen wie Impfhinweisen und Vorbeugungsmaßnahmen hilfreiche Behandlungsvorschläge für spezielle Krankheitsbilder (z. B. Sonnenstich, Quallenkontakt) sowie einen wertvollen Leitfaden, um ernste (tropische) Krankheiten (z. B. Dengue-Fieber, Ruhr, Malaria) zu erkennen.

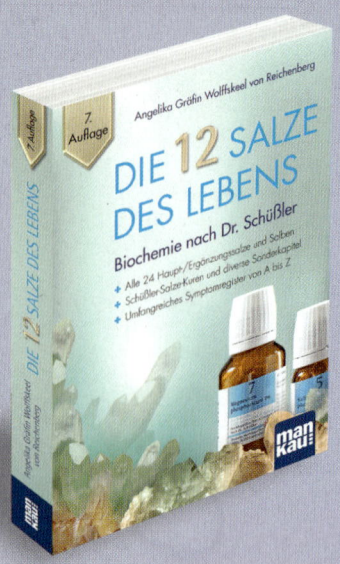

Angelika Gräfin Wolffskeel von Reichenberg
DIE 12 SALZE DES LEBENS
Biochemie nach Dr. Schüßler
Ein Ratgeber für Erwachsene und Kinder

18,– € (D) | 18,50 € (A)
ISBN 978-3-86374-267-6

„Ein Helfer in allen Lebenslagen: Angelika Gräfin Wolffskeel von Reichenberg erläutert allgemein die Mineralsalz-Therapie und gibt viele nützliche Tipps für Beschwerden von A bis Z, auch bei Kindern."   Für Sie

„In diesem Buch werden die Zusammenhänge sehr klar und verständlich aufgezeigt. Angelika Gräfin Wolffskeel von Reichenberg schreibt umfassend und sehr interessant über die 12 Salze des Lebens in überzeugender und kompetenter Weise."
Ruth Maria Kubitschek, Schauspielerin und Buchautorin

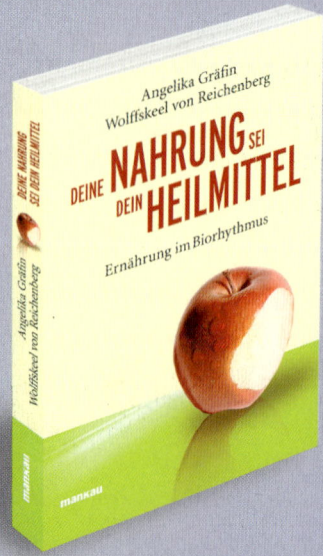

Angelika Gräfin Wolffskeel von Reichenberg
DEINE NAHRUNG SEI DEIN HEILMITTEL
Ernährung im Biorhythmus

12,95 € (D) | 13,40 € (A)
ISBN 978-3-938396-03-2

„Die Autorin, die renommierte Heilpraktikerin und Leiterin einer Heilpraktikerschule Angelika Gräfin Wolffskeel von Reichenberg, nimmt die Bezeichnung Ratgeber wörtlich. Während andere Bücher sich auf einzelne Bausteine, etwa Vitamine, Mineralstoffe oder Stoffwechselprobleme konzentrieren, vermittelt sie überdies eine ganzheitliche Sichtweise. Der erste Teil des Buchs bietet umfassendes Basiswissen über Ernährung und Problembereiche, es folgen Tipps für die perfekte Ernährung im Wechsel der Jahreszeiten unter Berücksichtigung der unterschiedlichen Leistungsfähigkeit der Organe im Biorhythmus (...)."   Leo - Die Rheinpfalz

„(...) In diesem Buch findet jeder etwas Nützliches, last not least auch einige Küchenrezepte für den Alltag."   Naturarzt

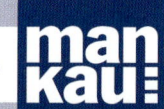